标准化病人培训系列教材

U0880058

标准化病人
案例编写手册

总 主 编　王县成

副总主编　赖雁妮　刘　蓉

主　　编　李海潮

副 主 编　董爱梅　刘　原

编　　者（以姓氏笔画为序）

马建仓　西安交通大学第二附属医院
叶京明　北京大学第一医院
刘　原　西安交通大学第二附属医院
李　镭　四川大学华西临床医学院
李海潮　北京大学第一医院
张　杨　北京大学第一医院
范　琰　北京大学第一医院
尚　鹊　北京大学第一医院
周戬平　西安交通大学第二附属医院
赵　茵　华中科技大学同济医学院
胡智海　上海中医药大学附属上海市中西医结合医院
贺漫青　四川大学华西医院
郭延庆　北京大学第六医院
董爱梅　北京大学第一医院
舒　勤　上海中医药大学附属上海市中西医结合医院
廖　莹　北京大学第一医院

人民卫生出版社

图书在版编目（CIP）数据

标准化病人案例编写手册 /李海潮主编．—北京：人民卫生出版社，2018

标准化病人培训系列教材

ISBN 978-7-117-27368-8

Ⅰ. ①标… Ⅱ. ①李… Ⅲ. ①病案 - 书写规则 - 技术培训 - 教材 Ⅳ. ①R197.323

中国版本图书馆 CIP 数据核字（2018）第 209779 号

标准化病人培训系列教材

——标准化病人案例编写手册

主　　编：李海潮
出版发行：人民卫生出版社（中继线 010-59780011）
地　　址：北京市朝阳区潘家园南里 19 号
邮　　编：100021
E - mail：pmph @ pmph.com
购书热线：010-59787592　010-59787584　010-65264830
印　　刷：北京铭成印刷有限公司
经　　销：新华书店
开　　本：889 × 1194　1/32　　**印张：**5.5
字　　数：114 千字
版　　次：2019 年 2 月第 1 版　2021 年 3 月第 1 版第 2 次印刷
标准书号：ISBN 978-7-117-27368-8
定　　价：28.00 元

标准化病人培训系列教材编写委员会

总 主 编 王县成

副总主编 赖雁妮 刘 蓉

编　　委 （以姓氏笔画为序）

向 阳 刘 原 许杰州 李国建

李海潮 何 惧 范洪伟 黄一沁

董爱梅 韩春梅 蒲 丹 潘 慧

总主编简介

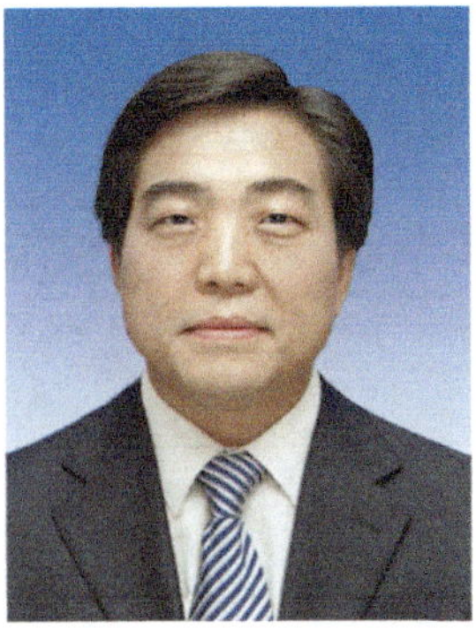

王县成

现任国家医学考试中心主任，国家卫生健康委员会医师资格考试委员会办公室副主任，中国高等教育学会医学教育专业委员会常务理事，全国卫生职业教育教学指导委员会委员，中华医学会医学教育分会常委，《中华医学教育探索杂志》编委，《高校医学教学研究（电子版）》顾问。长期从事人才资源管理、医学考试研究和医师评价工作。

主编简介

李海潮

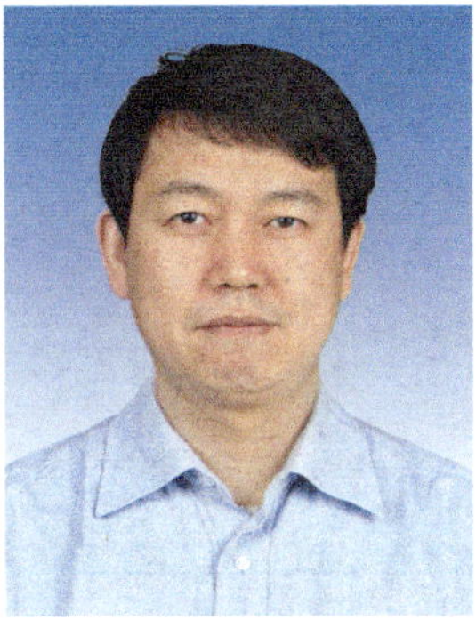

医学博士，主任医师，教授。现任北京大学第一医院副院长（主管教学），呼吸内科副主任。中华医学会内科学分会委员，中华医学会全科医学分会委员，中华医学会北京分会呼吸病学专业委员会常委，国家医学考试中心试题开发专家委员会临床组主任委员，中国医师协会住院医师规范化管理委员会常务副主任委员，北京医学教育协会副会长，北京市住院医师规范化培训内科专业委员会主任委员。《中华结核和呼吸杂志》《中华全科医师杂志》等期刊编委。

2006 年在北京大学医学部系统率先进行“器官系统为中心”的课程体系和 PBL 教学改革，2008 年荣获国家级“以器官系统为中心的教学团队”；2012 年至今，致力于“胜任力导向毕业后教育”的探索和实践，通过国际合作，为我国住院医师规范化培训工作的开展发挥了积极的推动作用。2015 年获“北京市教学名师”称号，2016 年获“全国十佳住院医师规范化培训管理者”称号。

序

随着医学教育的不断发展，对于医学生和住院医师的能力培养正在成为医学教育的重要目标，“胜任力导向的医学教育”已成为第三次医学教育改革的核心特征。教学模式的提升需要有与之相匹配的评价和考核方式，因此客观结构化临床考试(objective structured clinical examination，OSCE)逐渐成为目前对胜任力最为重要的终结性评价方式。标准化病人(standardized patient，SP)是OSCE的重要组成部分，不仅可用于医学相关专业人员综合能力考核，也可用于其临床能力尤其是沟通能力和职业素养的培养。

标准化病人是指经过标准化、系统化培训后，能够准确、逼真、可重复地再现出案例所要求的疾病特征、心理社会特征和情感反应，能够参与完成病史采集、体格检查、沟通交流、人文关怀等临床能力教学和考核工作的人员。标准化病人的概念诞生于20世纪60年代，发展至今已形成医学教育领域公认的一种重要方法，广泛应用于医学终身教育的各个阶段，覆盖了临床医学、护理学、临床药学等医学相关学科。在美国、加拿大和欧洲部分国家，标准化病人已应用于国家执业医师资格考试。

标准化病人之所以广为接受和应用，其原因有二：一是传统医学教育所采用的理论授课和纸笔考试无法全面、客观地对学习者的沟通交流能力和职业素养进行培养和评价。标准化病人的出现，引入了真实的“人”，跃然于纸质教材和书面试卷之外，学习对象能够与其面对面进行互动，使得沟通能力和职业素养的培养与评价成为可能。随着社会的不断发展，人民群众对医疗健康的需求也日益提升。生物－心理－社会医学模式的提出、以病人为中心的理念的建立都需要医务工作者更多地关注“病人”，而并非聚焦单纯的“疾病”，而标准化病人恰好符合这一趋势。二是考核“标准化”的趋势。传统的医学考试常采用真实病人，病人即考题。但真实病人千人千面，无法实现均一化，考核的公平性无从体现。标准化病人的出现，在一定程度上为这一问题提供了解决方案。标准化病人是社会表演学在医学教育领域的一种应用范式，对病人这一群体进行研究，对病人的临床特征进行分析和提炼，并实现重复再现。

20 世纪 90 年代，得益于美国中华医学基金会（China Medical Board，CMB）的支持，标准化病人开始进入中国。但在此后的 20 年间，其实践仅局限于少数医学院校。从全国范围来看，标准化病人仍处于萌芽阶段。近 4 年来，标准化病人研究热度再次升温，主要是源于国家医学考试中心牵头的医学考试改革研究。

2015 年，国家医学考试中心正式启动了国家执业医师资格考试临床类别分阶段实证研究。同年 2 月，医师资格考试分阶段考试设计研讨会在汕头召开。在本次会议上，课题组和部分院校提出将标准化病人用于病史采集站点，替代纸笔考试。此后，该观点在多次研讨会上得到认可。国家医学考试中心随后组织权威专家拟定技术标准、命制试题、培训考官。同年6月，8所医学院校在分阶段考试实证研究过程中启用标准化病人。这是标准化病人首次出现在国家级医学考试中，尽管只是在实证研究阶段，但仍具有极其重要的历史意义。

分阶段考试实证研究开展4年来，分布于我国东、中、西部的40余所西医院校和20余所中医院校先后加入，纷纷培养和启用本校的标准化病人队伍，并逐步向院校教育阶段和住院医师规范化培训阶段辐射。在此期间，北京协和医学院、复旦大学上海医学院、四川大学华西临床医学院等先后组织了多次标准化病人师资培训班，培养了大批标准化病人培训师和项目管理人员，起到了良好的助推作用。标准化病人培养及应用于医学考试的可行性得到了广泛认同，各院校标准化病人表演的真实性和一致性也得到了充分认可。众多医学院校以考试改革为契机，实现了标准化病人队伍的从无到有、从少到多，逐渐壮大。由此，标准化病人在中国医学教育领域从萌芽阶段开始进入快速发展阶段。

标准化病人在医学教育领域应用的核心价值不仅在于其是真实的“人”，更在于“标准化”。人的普遍差异，使得“标准化”的重要性尤为突显。缺乏培训标准和管理规范，无法实现标准化病人培训师和标准化病人产生的“标准化”，也就无法保障教学考核的同质化。另外，文化背景和医疗实践的差异，使得我们无法全盘照搬国外已有的标准化病人培训使用经验。因此，我国目前迫切需要一套完整规范、行之有效的标准化病人培训、应用和管理的系列教材，用于指导这方面工作的稳步开展。

2016 年 8 月，国家医学考试中心在沈阳成立了标准化病人专家工作组，并决定牵头组织在国内标准化病人领域富有经验的专家，遵循医学教育发展规律，结合我国标准化病人实践经验，编写统一的系列教材，面向不同使用人群，用于指导各医学院校和医疗机构科学规范地开展标准化病人培训和管理以及标准化病人案例撰写工作，逐步建立起标准化病人培训应用的国家标准，为今后医师资格考试改革的全面推进奠定基础。国内标准化病人领域的 30 余名专家和表演学方面的专家通力合作，历时两年，几易其稿，本套教材终于问世。

本系列教材一套五册，围绕标准化病人这一主题，分别针对标准化病人培训师、标准化病人、案例编写人员、项目管理人员，从不同角度进行系统阐述。第一册《标准化病人概述》，主要从理论层面介绍标准化病人的概念、应用、局限性和展望；第二册《标准化病人培训师手册》，主要指导标准化病人培训师在工作中如何招募、面试、培训和考核标准化病人；第三册《标准化病人手册》，主要针对标准化病人关心的实际问题，指导标准化病人进行学习、表演、评价、反馈等具体工作；第四册《标准化病人案例编写手册》，介绍案例编写的原则并提供了内、外、妇、儿、精神、中医等专业的案例；第五册《标准化病人项目管理手册》，主要介绍项目管理的要素、手段、问题以及解决方法等。在《标准化病人概述》这一分册统领下，其余各分册之间相互关联又相对独立，针对标准化病人工作中的不同主体及主要任务，理论和实践并重，具有良好的可操作性，对具体工作的开展有较高的参考价值，读者可结合自身需要，有选择性地进行阅读。

与国外已有的标准化病人培训教材相比，本套教材具有如下特点：一是体系完整。本套教材全面覆盖了面向标准化病人项目所涉及的不同群体，对标准化病人培训、管理以及案例撰写的全过程逐一分解。二是专业程度高。本套教材的编写团队汇集了国内率先开展标准化病人工作的10所医学院校和国家医学考试中心的30余名专家，均具有扎实的医学教育理论基础和丰富的标准化病人培训使用经验。同时还跨学科地吸收了表演领域专家参与编写，从不同的专业角度进行阐述。其内容的广度和技术的深度都足以体现当前我国标准化病人的应用水准。三是可操作性强。本套教材在编写过程中借鉴了国外的经验，但更重要的是从我国已有的实践经验中加以整合提炼，对标准化病人培训和管理过程中各个环节加以细化、量化，提供了多种已经过检验、可直接应用的方法和工具，完全能满足读者的不同需求。

随着本套教材的出版以及后续工作的推进，我们可以预见到，标准化病人在我国医学教育领域将从快速发展阶段进入有序、专业的新阶段。我们完全有理由相信，会有更多的医学教育工作者加入到标准化病人培训使用的队伍中来，也会有更多的标准化病人诞生在中华大地，共同投身于医学教育改革，致力于新时代医学人才培养的伟大事业，为了健康中国的目标，筑梦前行！

总主编　王县成

2018年10月

前　言

本分册是标准化病人培训系列教材的第四本,主要用于标准化病人培训时案例的准备和撰写。对标准化病人来讲,如何逼真地重现真实病人的就诊过程,模拟真实病人的表述方式和情感表达是其表演成功与否的关键环节。而要达到这个目的,就需要有高质量的标准化病人案例和表演剧本。其中情境故事和表演剧本是帮助标准化病人深刻而生动地理解自己所要表演病人特征所必不可少的。首先,表演剧本要具有故事性,有丰富的细节对病人患病过程相关的多种情况进行呈现,类似于"叙事医学",没有这些故事和细节,剩下的就是干巴巴的病历。而有了这些内容,一个真实病人的形象就鲜活起来了,对病痛的感受、对疾病的所思所想等,可以直接展示生理 - 心理 - 社会因素的影响,体现新的医学模式。其次,表演剧本可以塑造病人的语言特征,把形形色色病人的教育背景、生活背景等准确地刻画出来,便于标准化病人去学习、揣摩,为成功的表演奠定扎实的基础。再次,就是让培训者能静下心来,更多地体会病人的感受,走进"病人"的内心,对于他们认识医生所需要的"胜任力"非常有帮助。因此,好的表演剧本的作用对于标准化病人的成功与否至关重要。

标准化病人表演剧本的撰写受故事来源(真实案例或再

加工)、写作者职业(不同的临床专科)、文化背景和习惯等的影响。高质量的剧本撰写需要有对临床医学科学属性和人文属性的深刻理解,既要有生动的故事,又要有严谨的逻辑和准确的语言表达,因此,剧本的撰写并非易事。随着新的医学模式越来越深入人心,胜任力导向的医学教育和医教协同越来越走向更为丰富和扎实的实践,我们对标准化病人的表现能力将有更加深刻的认识,而未来标准化病人在教学和评价中也将发挥更大的作用。

本分册对标准化病人案例的构成要素、表演剧本编写原则和形式要求,以及评分表和评分标准等进行了详细的介绍,并附有不同学科的 14 个案例供大家具体了解、演练。

第一章系统介绍了标准化病人案例的构成,包括病历摘要、剧本、提供给学员的信息和评分表及评分标准,对各自的功能进行了简要的介绍。第二章和第三章是本册的重点内容。第二章着重介绍了编写格式,包括专业格式和情境格式的病历摘要,以便对标准化病人所要表现的内容有整体的把控。第三章介绍了剧本的编写,这是标准化病人塑造所要表现的病人的关键所在,是标准化病人本身作为一个演员所需要知晓和表现的核心内容,是标准化病人执行培训和考核任务所能呈现出相关内容的关键所在。本章对标准化病人案例相关要素和编写要求细节进行了强调,给出了示例,可以帮助大家详细地了解。第四章是关于给学生信息的注意事项,包括特殊体征的处理等。第五章是关于评分标准的介绍,因为目前尚没有十分固定的评分标准,本书对总体构成所包括的客观评价和主观评价要素都进行了展示,并且介绍了目前一些常用的表格和标准，供大家参考。第六章包括内、外、妇、儿、精神和中医等不同专科的14个案例，供大家参考。

衷心感谢国家医学考试中心对本分册编写工作的指导和帮助，感谢标准化病人培训系列教材编写团队专家们的大力支持和指导，感谢所有参加本分册编写工作的老师们的辛苦付出。特别感谢董爱梅老师在案例编写的内容和格式修订方面所做的大量扎实而细致的工作。特别感谢赖雁妮老师对编写内容的指导和修订。

尽管本分册的编者们在标准化病人实践领域具有较为丰富的经验，但对标准化病人整体特征和作用的认识还有待进一步提高。限于水平问题，本分册的不当之处尚待同行们和未来的标准化病人们批评指正并不吝赐教。

李海潮

2018年10月

目 录

第一章

标准化病人案例的基本构成

每一次台前的完美演出，都有赖于幕后的精心编排。如果说，标准化病人培训师和标准化病人之间类似于导演和演员的关系，那么标准化病人案例和标准化病人正如剧本之于演员，彼此间相辅相成，相得益彰。若无出色的演员，再精彩的剧本也会显得乏味；而没有到位的剧本，再伟大的演员也无法得到观众的认同。因此，标准化病人案例的编写对于标准化病人能否顺利完成培训、参与教学考核都起着至关重要的作用。

本书将着重介绍标准化病人案例的组成部分以及如何编写，并提供部分案例范本，供各位读者参考。

我国医学教育领域对标准化病人这一教学方式应用的时间还不长，目前尚未完全形成统一的标准化病人案例编写格式，使用者在初期可采用本书所提供的范例，用于标准化病人的培训及教学考核活动。随着经验的积累，后续可根据教学或考核的不同需求，自行设计所在医学院校或医疗机构的编写格式。

著名教育家叶圣陶先生说过：教学有法，教无定法，贵在得法。标准化病人作为一种教学手段，应用范围日趋广泛，使用目的不尽相同；其配套的案例编写同样可基于不同的使用目标和对象，在遵循一定的编写原则基础上，有差异化的呈现形式。对有经验的培训师和标准化病人，在使用案例进行培训的过程中，不必完全拘泥于格式。

标准化病人案例一般包括四个基本组成部分，按编写顺序依次为：病历摘要、剧本、提供给学生的信息、评分表及评分标准。

1. 病历摘要

病历摘要即病人完整的病情介绍，包括病史、体格检查和必要的辅助检查情况，但后两者并非绝对必需，可根据教学考核需求而定。

其中病史的部分通过两种格式进行表述。一种采用的是专业格式，着重于“病”，采用医疗术语进行描述，主要供培训师使用，使其能准确了解角色的疾病情况，以便在培训标准化病人时准确地给予其专业方面的指导。另一种采用的是情境格式，着重于“人”，以病人的口吻，用第一人称进行描述，包括生动而丰富的细节，主要供标准化病人使用，便于其把握整体情况，充分理解病人的角色，在培训和演出时代入角色，真实呈现。这两种表述方式针对的使用对象各有侧重，一般建议同时提供。

体格检查结果和必要的辅助检查结果放在病史之后，其作用有两方面：一是用于帮助培训师了解病人的具体病情，在培训过程中向标准化病人进行讲解，加深后者对疾病的理解和认识，并辅导标准化病人配合演出部分可模拟的阳性体征，指导标准化病人根据相应的评分表和评分标准评价考生的重点查体能力。另一方面，提供体格检查结果和必要的辅助检查结果，也可用于评价考生的重点查体能力和临床思维。如果教学或考核目标的设定仅包括病史采集能力，那么病历摘要中一般仅需要提供病史部分。

2. 剧本

影视剧本可分为文学剧本和摄影剧本（分镜头剧本）。前者突出文学性，讲述完整故事情节；后者着重拍摄感，由前者衍生细化而来，把故事情节和人物对话等内容以镜头语言表现出来。如果说标准化病人案例中的第一个组成部分——病历摘要相当于文学剧本，那么第二个组成部分——剧本则相当于分镜头剧本。

剧本一般是在病历摘要的病史部分基础上改写而成的，采用医患对话的形式，对标准化病人所扮演角色在就诊时与医生的交谈情况进行描述。除了人物之间的对白，还可以根据教学考核目标的需要对标准化病人呈现角色时的话语特点、语气、表情、情绪等进行说明。通过熟记台词对白，标准化病人可以更加流畅地表达；通过模仿病人的神态、语气，可以更加逼真地表演。

为了考核学生的人文素养，剧本中还可设计符合病人角色特质的问题，由标准化病人主动提问，观察和评价学生的反应。

3. 提供给学生的信息

标准化病人案例的组成部分中，病历摘要和剧本主要用于培训标准化病人。除此之外，在教学和考核过程中，还需要有提供给学生的信息。

提供给学生的信息一般分为两类：第一类是在学生接触标准化病人之前提供的，包括就诊地点、一般信息（姓名、性别、年龄、职业）、就诊原因（主要症状）、生命征、任务说明，供学生在接触病人前有基本的了解和简单的思考。第二类则是病人的重要查体结果（主要是标准化病人无法模拟出来的一部分阳性体征，如肺部湿啰音、心脏杂音、器官肿大等）和必要的辅助检查结果，一般在接触标准化病人之后提供给学生，用于辅助诊断、鉴别诊断、处理等。第二类信息并非每个案例都需要，可根据教学考核目标而定。

4. 评分表及评分标准

根据教学考核目标来设定，用于评价学生的实际表现，包括病史采集、重点查体、诊断和鉴别诊断等临床能力中的一项或数项。评分表一般同时包括客观评分表和主观评分表，以便全面评价。评分标准针对的是主观评分表，对评价条目中不同评价等级所对应的表现进行说明，以确保评价的相对一致性。

第二章

病历摘要编写格式和注意事项

病历摘要是标准化病人案例四个组成部分中的重要一环，其中病史的部分通过专业格式和情境格式分别进行表述。

下面我们举例说明其编写的格式和注意事项。

1. 编写格式

（1）专业格式病历摘要

一般信息：李 ××（姓名），女性，64 岁，家庭妇女。

主诉：反复咳嗽、咳痰 10 年，加重伴发热、气促 3 天。

现病史：病人 10 年前开始咳嗽、咳痰，痰为白色泡沫样，咳痰以晨起为著，量约 5ml。3 年前开始出现活动后气短，爬三层楼时发生。症状反复发作，多以受凉为诱因，冬季发作明显，无胸痛，无咯血，无消瘦，无盗汗，无下肢水肿。曾于医院就诊，行肺功能检查，诊断为慢性阻塞性肺疾病，平时吸入噻托溴铵治疗。3 天前受凉后症状再发，咳嗽，咳黄痰，气短加重，吸入噻托溴铵无明显效果。伴有发热，体温 37.8℃，无胸痛，遂来院就诊。发病以来食欲差，睡眠正常，大小便正常，体重无明显变化。

既往史：30 年前患肺结核，已治愈。高血压病史 10 年，现服氨氯地平，每天一片(5mg)，平时血压控制在130/80mmHg。无其他慢性疾病病史。

个人史：生于北京，无业，居家。吸烟30余年，每天20支。不饮酒。无药物或食物过敏史。

婚育史：已婚，丈夫身体健康。育有1子1女，均体健。52岁绝经。

家族史：母亲有“慢性支气管炎”病史。父亲体健。否认家族遗传性疾病史。

查体：R 16次/min，BP 140/90mmHg。桶状胸，颈静脉无怒张，双肺叩诊过清音，双肺散在干啰音，双下肺可闻及湿啰音。心尖部无抬举样搏动，心界不大，心率88次/min，心律齐，$P_2 > A_2$，未闻及杂音。腹无压痛，肝肋下未触及，双下肢无水肿。

专业格式的病历摘要格式基本上等同于规范的医疗文档，包括病人的一般信息、主诉、现病史、既往史、个人史、婚育(月经)史、家族史，也可包含体格检查结果和必要的辅助检查结果。

(2)情境格式病历摘要：同一个案例的情境格式病历摘要如下：

我叫李××，今年64岁了。我是一名家庭妇女。

3天前突然降温了，我平时很注意的，因为我冬天本来就容易感冒。那天我着急去买菜，明明知道降温了，但是担心去晚了可能就买不到好的菜了，我就没有穿得太暖和，结果在外面冻了小半天，就有点感冒了，流清鼻涕。回来后嗓子就不舒服，开始咳嗽、咳痰了，开始是白痰，昨天就变成黄痰了。我喝了很多水都不管用。就自己吃了点感冒药，中成药感冒冲剂。但是昨天还是发烧了，烧得不是很厉害，量了下体温是37.8℃，但是身上不舒服。用点感冒药可以退烧，但是觉得走路没劲、气短，爬三层楼就喘，得停下来休息一会儿才能接着上。我平时很少锻炼，以前喜欢爬楼梯，把爬楼梯当锻炼，现在不想爬了，就坐电梯。今天上午体温还是37℃多，咳嗽、痰多，气短也没好。用感冒药只能稍微好一阵，我也不能老吃啊。赶紧上医院来看看吧，按照以往的情况，可能需要用消炎药了，我担心扛不过去啊。

我这咳嗽、咳痰得有10年了，最开始是在冬天。早晨起来厉害，咳嗽一阵，痰像泡沫似的。春天以后就好了。以后都是每年冬天时咳嗽、咳痰会更厉害一些，有时是天气突然变冷，或者是我感冒了，先是鼻塞、流鼻涕、嗓子不舒服，然后就开始咳嗽，很快就有痰了。大部分时候是白痰，有时候会有黄痰，或者灰白色的脓痰。夏秋季情况会好转。除了咳嗽、咳痰外，最近三年我觉得体力明显不如以前了。我们家住六楼，我平时活动不多，就想通过爬楼锻炼锻炼，我觉得还算可以，但这三年我上到三楼就有些喘了。我到医院检查过，做过肺功能，就是吹气的那种检查，医生说可以诊断为“慢阻肺”。说实话，我挺担心的，这病好像结局都不好。医生让我开始用一种吸的药，叫“思力华”，每天晚上吸一次，用后感觉还很不错。这几天再吸这个药就不管用了。

……

病历摘要一般源于真实病人的情况，由专科医生提供，编写者可根据教学考核需要对其进行改写，删除不必要的内容，增加所需的内容。

2. 编写病历摘要的注意事项

（1）赋予病人角色具体的姓名，这样标准化病人在扮演的过程中，一方面能建立抽离感，从自己的身份中抽离出来，另一方面更容易有代入感，进入到将要扮演的角色中。

（2）对于疾病本身和性别关系不大的案例，如糖尿病、高血压病、消化性溃疡等，在编写时可注明男性女性均可；对于病人的年龄，一般来说也不必严格对应限定，在编写时可注明一定的年龄范围。这样后续使用案例筛选适合的标准化病人时能有更多的选择，以便顺利地完成教学考试任务。

（3）为了便于标准化病人表演，情境格式病历摘要应在专业格式病历摘要基础上进行改写和扩增，建议给出必要的社会人文背景，包括病人的就医诉求、期望、担忧、性格特征、健康理念等。以尽可能接近真实故事的形式进行叙述，用丰富的细节细腻地刻画病人的整体情况，在生物－心理－社会医学模式下对病人情况进行完整呈现。这种方式能充分体现标准化病人用于培训和考核医学生应具备的临床岗位胜任力的重要价值。

（4）在培训师辅导的过程中，为便于标准化病人进行准备，除现病史和与诊断相关的病史外，其余信息在不影响疾病诊断的情况下可以采用标准化病人本人的资料替代，这样可以相对减轻标准化病人准备的负担。例如上述案例病历摘要中的婚育史。

第三章

剧本编写格式和注意事项

和分镜头剧本类似，标准化病人案例中的剧本也采用对话形式呈现，以便标准化病人熟悉和记忆台词，通过细节逼真地模拟真实病人就诊过程中的情况。

下面举例说明：

医生："李女士，您好，我是 ××× 大夫，我先了解一下您的情况。"

病人："好的。"

医生："请您说说这次来医院看病的原因。"

病人："我咳嗽。"

医生："有多长时间了？"

病人："大约三天。"

医生："咳嗽厉害吗？"

病人："还行，但是有痰，气短。"

医生："那痰是黄的还是白的？"

病人："开始是白色的，这两天变成黄的。"

医生："每天能咳多少痰？"

病人："挺多的，用不少手纸呢。"

医生："除了咳嗽，您还有其他什么不舒服吗？"

病人:“我觉得气短。”

医生:“能说说具体情况吗?”

病人:“气短比较明显,现在上三楼就喘,以前也喘,但是没有这么厉害。”

医生:“以前能上几楼?”

病人:“六楼。我经常爬楼锻炼,一般中间稍微歇歇就可以爬到六楼。这两天不行,爬到三楼就喘得厉害。现在我改坐电梯了,也走不远。”

医生:“就是说比好的时候明显加重了。”

病人:“是的,要不我还不来看呢。”

医生:“喘的时候有声音吗?”

病人:“就是呼呼直喘。”

医生:“有像吹哨一样的声音吗?”

病人:“没有。”

医生:“有发烧吗?”

病人:“有。”

医生:“发烧几天了?”

病人:“两天。”

医生:“最高体温是多少?”

病人:“37.8℃(读作‘三十七度八’)。”

医生:“您觉得这次咳嗽、气短有什么原因吗?”

病人:“三天前突然降温,一早我着急出门买菜,结果穿得不够暖和。买菜回来就觉得受凉了,就开始流鼻涕、咳嗽、嗓子不舒服。”

医生:“那您自己吃过什么药吗?”

病人:“我觉得是感冒了,就用了些感冒药,感冒冲剂。”

医生:“吃了药效果怎么样?”

病人:“吃了感冒冲剂感觉稍好点。但是药劲儿一过去就又不舒服了。”

医生:“咳嗽的时候有咳出血吗?”

病人:“没有。”

医生:“有胸痛吗?”

病人:“没有。”

医生:“以前有过这样的症状吗?”

病人:“以前我就有这情况,很长时间了。”

医生:“具体有多长时间呢?”

病人:“大概十年了。最开始的时候也是冬天。”

医生:“以前咳嗽、咳痰也和这次一样吗?”

病人:“以前经常是在冬天天气转冷的时候,或者是感冒后出现。天冷的时候多。主要是咳嗽,有时候有痰。严重的时候痰比较多,黄痰,要吃消炎药和化痰药才行。”

医生:“每次大概持续多久?”

病人:“短则两三个礼拜,长的时候得咳嗽一两个月。一般天气暖和后就很少咳嗽了。”

医生:“有没有气短、憋气的情况呢?”

病人:“以前没有,这三年来活动多了就开始气不够用,平地走路的时候还好,但是爬楼时有气短。”

医生:“爬几层楼会出现气短?”

病人:“我家就住在六楼,我以前中间稍微歇歇就能上去,这几年差些了，走得比较慢，慢慢上。这两天，慢慢爬到三层楼就喘得厉害。我不爬了，爬不动，也不想爬了，就坐电梯。就是因为气短得厉害我才来看病。"

医生："这些年看过病吗？"

病人："看过。"

医生："在哪看的？"

病人："就在我们附近的医院。"

医生："做过什么检查吗？"

病人："做过一次肺功能，就是吹气的那个检查。"

医生："噢，结果怎样？"

病人："医生说是有气道阻塞，是慢阻肺。"

医生："什么时间做的检查？"

病人："就两年多以前，我活动多了有些喘的时候。"

医生："那您平时用药吗？"

病人："用药的，用'思力华'。"

医生："管用吗？"

病人："平时用完药，情况就好多了。但这两天用了觉得没什么效果。"

医生："这次加重后，除了感冒冲剂和'思力华'，还用过其他药吗？"

病人："没用。我觉得感冒药效果不好，所以就来了。"

病人（带着焦虑、担忧的表情）："医生，我这次情况严重不严重？是不是需要输点消炎药啊？年纪大了，我就担心扛不住啊，别是肺炎吧？"

医生:“您先别着急。我再了解一下其他情况,咱们再做决定。”

医生:“您的腿肿过吗?”

病人:“没有。”

医生:“最近体重有变化吗?”

病人:“好像没啥变化。”

医生:“尿量有变化吗?”

病人:“跟原先差不多。”

医生:“睡觉还好吗?”

病人:“还行,躺着不动就不怎么憋气了。”

医生:“最近夜间憋醒过吗?”

病人:“没有。”

医生:“您吸烟吗?”

病人:“吸了得有三十来年了。”

医生:“每天能吸多少?”

病人:“大概得一包。”

医生:“现在还吸吗?”

病人:“吸。”

医生:“您知道吸烟对身体不好,尤其是您有慢性阻塞性肺疾病(慢阻肺),应该努力戒烟,因为吸烟能让您的肺功能变得更糟糕。”

病人:“戒过几次,都没成功,我再努力。”

医生:“好的。您对什么药物过敏吗?”

病人:“没有。”

医生:“有对什么食物过敏吗?”

病人:“也没有。”

医生:“你得过传染病吗?”

病人:“我三十年前得过肺结核,不过治好了。”

医生:“还有什么慢性病吗?”

病人:“高血压十年了。”

医生:“吃什么降血压的药吗?”

病人:“每天一片‘氨氯地平片’。”

医生:“平时血压控制在多少?”

病人:“130/80mmHg。”

医生:“还有其他慢性疾病吗?比如说,糖尿病。”

病人:“没有。”

医生:“冠心病?”

病人:“也没有。”

医生:“您家里人有跟您一样的病吗?”

病人:“我妈也有慢性气管炎。我爸身体还行。”

医生:“好的,下面给您做一下体格检查。”

病人:“行。”

剧本编写有两种方法可供选择:①编写者结合自身的职业经验,将真实病历改写为医患之间的对话,模拟病人口吻进行叙述;②将诊疗过程中医生和真实病人之间的对话直接转化为文字。一般推荐选择第一种方式。剧本的内容包括全部病史:现病史、既往史、个人史、婚育(月经)史、家族史。完成基本内容后,可根据培训和考核的需要对相关内容进行修改、删除或添加。

1. 剧本编写的特点

与正式的医疗文档相比较而言，剧本的编写有如下特点：

（1）采用普通人叙事的口吻展开生动的表述，包含丰富的细节和情感色彩，尽量真实还原病人原始的叙述方式和内容，以便标准化病人能够在准备后实现逼真的模仿。其目的在于：①将抽象的医学概念转换为实际的临床特征（记录或编写），如“近3年出现劳力性呼吸困难，进行性加重”的具体表述是：“我三年以前开始出现气短，当时是上三楼觉得气不够用，休息一会儿才能接着上，之前没有过。后来这种情况越来越严重，最近上一层楼都得慢慢上，平地走好些，但走一站路也会觉得憋气。真是一年不如一年。待着不动就没什么感觉，只要不剧烈运动就没事”。②通过细节表现真实性，如“劳累后出现寒战、高热”的具体表述是：“前天下午和单位的同事一起打篮球，玩得很开心，从2点一直打到6点。后来同事一起聚餐，喝了不少酒。大家还觉得不过瘾，后来又去K歌。凌晨1点才回家，筋疲力尽的。结果今天早上就觉得人特别不舒服，怕冷得厉害、身上疼、直哆嗦，盖一床厚被子才觉得慢慢好点，后来一量体温，哇，39.5℃”。

（2）采用符合病人社会角色的措辞进行表述。病人的身份和社会背景，包括年龄、职业、受教育程度等存在差异，其叙述病情的方式和习惯也会不同，如同为“里急后重”，有的人表述为“昨天闹肚子，不停地上厕所，根本憋不住，每次拉的都是黏乎乎的东西，拉的时候还挺疼”；有的人表述为“昨天开始出现腹泻，次数很多，基本控制不住，老有便意，去洗手间很急，但每次量不多，黏液为主，没有什么粪质，排便时感觉刺激的疼”。

（3）承载医学人文的内容。与虚拟病人或是医学模型相比，标准化病人在医学人文教学评价方面的优势显著。因此，在剧本中可以包含一些医疗过程中特定的、涉及医学人文的内容，如添加病人的情绪表达，焦虑、抑郁、激动、痛苦等面部表情和肢体语言（表达习惯或躯体疾病的病痛反应）。如有必要，可在剧本中加以标注，以便标准化病人在准备时结合文字代入角色，揣摩病人的感受，还原病人的状况，同时帮助标准化病人在考核时对考生的沟通技能、职业素养等进行重点观察，合理评价。例如：

1）设计病人的疑虑，观察考生的反应。

［例 1］

……

医生：“还有其他什么不舒服吗？”

病人：“心慌、憋气。”

医生：“有胸闷、胸痛吗？”

病人：“没有。”

医生：“心慌是一阵阵的还是总觉得心慌？”

病人：“总觉得心慌，活动后更明显。”

设计问题，表达病人的疑虑，观察考生的反应！

医生：“有没有腿肿脚肿？”

病人：“出现过腿肿。医生，我是不是得了心脏病，严重吗？”

医生：“先别急，我先把您的情况问清楚，再和您说。是单侧肿还是双侧肿？”

病人:“两边都肿。”

……

2）设计病人情绪变化,观察考生应对能力。

［例 2］

……

医生:“您老伴儿身体好吗？”

病人:“不好,他也有高血压,还有糖尿病。”

医生:“您有几个孩子？儿子还是女儿？多大年龄？”

病人:“儿子 27,女儿 25 了。”

医生:“身体都好吗？”

病人:“他们都还行。”

设计病人情绪变化,表达哀伤,观察考生的反应!

医生:“您的父母亲呢？”

病人:“母亲今年 78 岁了,身体挺好。”

“父亲 1 个多月前突然‘脑溢血’去世了……”（难过的样子）

医生:“啊,请您节哀！……”（等待病人情绪回复）

［例 3］

设计病人担忧等情绪,观察考生的反应!

……

医生:“您老伴儿身体好吗？”

病人:“不好,他也有高血压,还有糖尿病。医生说糖尿病控制不好还会加重高血压,让他控制饮食,我劝他,他就是不听,真让人生气。”（生气的样子）

医生:“是吗？那真得好好注意……”

3）设计病人不依从行为，观察考生的反应。

［例4］

……

病人:“主要在秋天，有时冬天感冒后也会出现喘憋，但是没有秋天时间那么长。”

医生:“您长期使用气雾剂吗？”

病人:“是啊，尤其是秋天，我总是随身携带，感觉不好就来一下。但是总也不能完全好，真烦人。”

医生:“您使用的是什么气雾剂啊？”

病人:“万托林。”

医生:“有没有用过其他的药物？”

病人:“医生让我用‘舒利迭’，我用了一段时间，效果不错。但是医生说里面有激素，这个激素和口服的激素不一样，没那么多副作用，让我长期用。但我还是担心啊，如果自己觉得还行就停上几天看看，不舒服了再用。控制的还不错。”

设计病人不规范的医疗行为，观察考生的反应！

医生:“是吗？那还是需要注意，标准治疗方案中激素必须连续使用，这样才能更好地控制哮喘的气道炎症……”

（4）根据教学考核要求设计相应的对话环节。例如，需要评价考生能否针对病人目前的不适主诉进行安慰。

［例5］发热的病人（肺炎）

病人:“大夫，我现在又烧起来了，估计又到39℃了。我觉得全身发冷，您能不能先给我打一针退烧针呢？”

医生:“我先给您测一下体温，再简单询问一下其他情况，就给您处理。”

［例 6］腹痛的病人（胰腺炎）

病人：“大夫，我现在肚子疼得好像更厉害了，能不能先给我打一针止疼针啊？”

医生：“您先别着急。我简单问一下您的情况，就抓紧时间给您安排相应的检查，有个初步判断后就给您处理。”

［例 7］喘息、憋气的病人（支气管哮喘、慢性阻塞性肺疾病）

病人：“大夫，我这个喘的毛病越来越厉害了。我挺害怕的，我知道有些名人就是因为这个毛病去世的，我这个病能不能治好啊？”

医生：“别紧张。您现在说话还比较连贯，暂时应该不会有危险。我再简单问一下，然后就帮您安排相关检查。好吧？”

［例 8］消瘦的病人（糖尿病、甲状腺功能亢进症）

病人：“大夫，我最近瘦得厉害，体重掉了好多。我是不是得了什么恶性病了呀？”

医生：“先别紧张。体重下降可以见于很多情况的。我先详细了解一下您的情况，然后咱们再安排检查来搞清楚到底是怎么回事。”

从上面的例子我们可以发现，剧本所呈现的是一种规范的医患对答，是一种正确的示范。

2. 编写剧本时的注意事项

（1）医生所提问题的顺序应符合问诊逻辑：按照规范要

求，展现良好的问诊思路，合理安排，按顺序提问。追溯首发症状开始的确切时间，直至目前的演变过程。提问目的明确，重点突出。

（2）根据具体情况采用不同类型的提问：开放性问题常用于问诊开始，可获得某一方面的大量资料。封闭性问题则用于收集一些特定的细节。

［例9］

医生："您这次来医院看病有什么原因吗？"（开放性问题）

病人："我觉得心慌。"

医生："什么时候开始出现心慌的？"（封闭性问题）

（3）剧本中避免使用诱导性提问、暗示性提问或连续性提问等。

［例10］

医生："您老觉得口渴，喝水也多了吧？"（诱导性提问）

注：诱导性提问是指在病史采集过程中，当情况还不明确的时候，医生根据自己对于疾病等的判断，主动使用封闭性问题，将预设答案放在问题中，让病人进行确认。这样答案为"是"或"否"的提问，可能使病人失去对疾病情况认真回忆和自由表达的机会，而倾向于按照医生的思路回答，因此应尽量避免使用。

建议修改为：

医生："近来喝水的量有变化吗？"

病人："有。比以前多喝了不少，尿也多。"

医生："您觉得可能是什么原因呢？"

病人："就是老觉得口渴，怎么喝也不够。"

……

［例 11］

医生：“您最近脾气急吧？”（诱导性提问）

建议修改为：

医生：“您最近脾气和以前比有什么变化吗？”

［例 12］

医生：“那您以前还得过其他病吗？比如高血压、冠心病、肾病？”（连续性提问）

注：建议每次只问一个问题，获得病人答复后，再继续提问。

建议修改为：

医生：“那您以前还得过其他病吗？比如高血压？”

病人：“没有。”

医生：“冠心病？”

病人：“没有。”

医生：“得过肾病吗？”

病人：“也没有。”

（4）适时进行小结、确认和澄清。

［例 13］

医生：“好的。您这次来主要是因为心慌、手抖两个多月，体重减轻有一个月，是这样吗？”

病人：“是的。”

医生：“除了这些，您还觉得没力气、脾气急、怕热、大便次数增加，对吗？”

病人：“嗯。”

需要明确的是，剧本只是培训师辅导标准化病人准确呈现角色的工具。作为培训师，在指导标准化病人的时候应向其说明：学生或考生在教学考核过程中，并不会像排练多次的演员一样，完全按照事先提供的剧本对白的内容和顺序进行提问或应答。在现实发生的教学考核过程中，学生或考生所提问题的顺序不会完全一致，提问的方式多种多样，对同一个问题所使用的措辞也不尽相同，甚至可能会问及剧本上未曾出现过的问题。因此，培训师应在剧本基础上，帮助标准化病人做好充分的准备，识别不同的提问方式和措辞，学习在遇到剧本对白之外的问题时如何恰如其分地进行应对，演好对手戏。

第四章

提供给学生的信息编写格式和注意事项

标准化病人可应用于教学或考核。但无论何种情况，在学生面对标准化病人之前，都需要事先向其提供一些基本信息，以便学生明确教学或考核任务，并在短时间内对即将要面对的病人基本情况有所了解，进行初步的判断，做好适应性准备。在进行正式的考核时，提供给学生的信息一般可张贴在考站的门口供其阅读，故也被称之为“门贴”或“题卡”。随着信息化的发展及其在医学教育领域的广泛应用，这一部分内容也可通过平板电脑或其他形式提供给学生。

提供给学生的信息是在病历摘要基础上，根据教学或考核的对象和目的而编写的，简明扼要。通常包括：情境地点、病人情况（一般信息和主要症状）、生命征、任务说明。

下面举例说明：

情境地点：内科门诊

病人情况：李女士，64岁，家庭妇女。因咳嗽来诊。

生命征：T 36.5℃，P 88 次/min，R 16 次/min，BP 140/90mmHg。

任务说明：你是一名内科住院医师，请你用 14 分钟的时间对病人进行病史采集、重点查体，作出初步的主要诊断和鉴别诊断。

情境地点可以是医院门诊、急诊、病房，或是居家（例如全科医生或护士家访时所面对的情境）。根据病人的病情轻重缓急不同确定地点，旨在提示学生注意根据病人的具体情况选择合理的诊疗方式。门诊病人，需要详细地了解病史，以便获得充分的信息，更好地明确诊断和鉴别诊断，进行合理的重点查体。而急诊病人则应关注病人的反应，相对简洁地围绕病人的病情进行更有针对性的询问，并根据病人的情况选择体检的方法和时机，例如腹痛严重的病人，可以安置在诊疗床上边检查边询问。

病人情况包括一般信息（姓名、性别、年龄、职业等）和就诊原因（主要症状）。前者提示学生在和病人互动时应该采用的合理称呼、交流方式等。但应向学生说明，其在接诊病人时默认为“第一次接触，不了解病人任何情况”。后者则是简单说明病人本次就诊的主要不适，以症状为主，以便学生能在相对短的时间里进行有针对性的病史采集，作用类似于告知病人的就诊情景。必要时需给出病人的其他病史，如肿瘤等其他可能和本次就诊临床状况非常密切的病史。在主要症状中不注明症状出现或持续的时间。

提供生命征是为了帮助学生对病情的严重程度进行判断，并选择合理的处理方式。另一方面，这是病人情况的一部分，但标准化病人无法现场呈现，直接提供可使学生免于测量。

任务说明则是向学生说明在接下来多长时间内需要完成哪些任务。具体的时间和项目应根据不同的对象和相应的考核目标而确定。例如,同样的案例,对于临床医学专业第四年末的医学生,可能仅要求进行病史采集和重点查体,而对于低年资住院医师则还要求作出初步的诊断和鉴别诊断。所使用的时间要充分考虑案例的复杂程度、学生的专业水准以及学生所要完成的任务数量。倘若时间不够,学生将无法表现出其真实水准,降低评价的效度。例如,同样是要求进行病史采集、重点查体并作出初步的诊断和鉴别诊断,临床医学专业第五年的实习医生所需时间可能就比低年资住院医师所需时间要长。

根据教学或考核的需要,有些案例可以设计编写该病人相应的体格检查结果(标准化病人无法模拟的阳性体征)和必要的辅助检查结果,以纸质版的形式或是结合多媒体形式呈现,例如通过计算机听呼吸音、阅读肺功能检查结果和计算机断层扫描(CT)检查结果,在体格检查结束后提供给学生,供其结合问诊情况作出该病人的初步诊断和鉴别诊断,用以评价学生的综合分析判断能力。当然,这一部分信息并非所有案例都需要,可根据教学考核目标而定。

此外,需要说明的是,同一份病历摘要可适用于不同对象的不同教学考核需求。例如上述慢性阻塞性肺疾病(COPD)的病历摘要,可适用于临床医学、护理学、中医学等专业学生;同样,这份病历摘要可适用于病史采集、重点查体、沟通交流、临床思维等单一或多项能力的教学或考核。

总之,提供给学生的信息如何编写,取决于教学考核的对象和目标。

第五章

评分表及评分标准编写格式和注意事项

评分表及配套的评分标准用于评价考生在接诊标准化病人时的病史采集、重点查体，以及进行初步诊断和鉴别诊断等方面的能力，可以包括但不限于以下项目：

（1）病史采集项目评分表。

（2）病史采集综合表现评分表。

（3）重点查体项目评分表。

（4）重点查体综合表现评分表。

（5）诊断和鉴别诊断。

1. 项目评分表

表 5-1 和表 5-2 适用于考核低年资住院医师，在规定时间内完成病史采集、重点查体并作出初步诊断和鉴别诊断，示例如下：

表 5-1　病史采集项目评分表

序号	项目	是√ / 否 0
1	自我介绍	
2	确认病人	
3	主要症状（咳嗽）	

续表

序号	项目	是√/否0
4	主要症状持续时间（10年）	
5	主要症状的特征（咳嗽的性质）	
6	伴随症状（气短）	
7	诱因（受凉）	
8	是否有季节性（冬季）	
9	有无下肢水肿（无）	
10	有无痰中带血或咯血（无）	
11	有无胸痛（无）	
12	有无喘息（无）	
13	有无体重减轻（无）	
14	患病后的检查情况	
15	患病后的治疗情况	
16	此次加重的诱因（受凉）	
17	此次的咳痰性质和量	
18	此次的气短情况	
19	此次是否有发热	
20	睡眠情况	
21	此次加重后的治疗情况	
22	高血压诊治情况	
23	过敏性疾病史	
24	吸烟史	
25	家族史	

表 5-2　重点查体项目评分表

序号	项目	是√/否0
1	颈静脉怒张与否	
2	胸廓视诊	
3	肺部呼吸运动	
4	触觉语颤	
5	肺部叩诊	
6	肺肝界或肺下界	
7	肺下界移动度	
8	肺部啰音	
9	心脏叩诊	
10	心脏听诊	
11	腹部触诊	
12	肝脏触诊	
13	下肢水肿	

病史采集项目评分表的条目以15~25项为宜，重点突出，不要求面面俱到，评分项目要能够体现病史采集中的关键点，包括现病史中主要症状，主要症状持续的时间、特征、诱因，重要的阴性症状（鉴别诊断），加重或缓解因素，治疗经过和其他病史中的重要相关内容。注意如果选项为“是或否”的话，每个条目尽量只包含一个得分点，以免考官难以判断。例如，条目描述为“加重或缓解的因素（活动/休息）”，倘若学生只问及其中一项，考官无法做出“是”或“否”的选择。

体格检查项目评分表同样如此，考生应结合病史采集情况进行重点查体，一般为10~15项。

病史采集和重点查体的项目评分表均属于客观评分表，评价结果采用“是”或“否”，易于判断。具体条目需结合具体的病历摘要以及考核目标进行个性化的设计。关于每个条目的分值，一般建议由专家根据条目的重要性赋予不同的分值。

项目评分表是一种定量的评分方式，但其仅能判断学生某个条目“做了”还是“没做”。对于学生在病史采集和（或）重点查体过程中的顺序、技巧、态度等无法评判。有可能出现下述情况：两名学生，都完成了病史采集项目评分表25个条目中同样的20个条目。但其中学生甲的问诊顺序合理、技巧得当、态度良好，而学生乙顺序颠倒、提问方式不当、态度欠佳。单用项目评分表评判的话，二者的得分是一样。但很显然，这是不恰当的。

因此，除了定量的项目评分表之外，我们还需要能够用于定性的综合表现评分表，两者相互补充，才能全面客观地反映学生的真实水平。

2. 综合表现评分表（表5–3）

有些考试单一考站的考核目标只涉及病史采集，并不要求同时进行重点查体，那么其评分表就只关注病史采集的项目和技巧。其中，为便于考官评分，将病史中的重点内容按照病历书写的格式进行了归类。对于病史采集综合评价也有明确的说明。例如，表5–4和表5–5的评分表适用于见习或实习医师考核，主要评价病史采集的综合能力。

表 5-3 病史采集综合表现评分标准

一、病史采集

5分（最好）	3分（一般）	1分（最差）
组织安排合理，提问目的明确，重点突出，能按顺序提问，问题清楚：由一般提问开始（你哪里不舒服？）或直接提问（你痛了多长时间？是钝痛还是锐痛？），让病人思考清楚，真实回答。 引证核实资料时，应用以下提问，例如“你提到对青霉素过敏，用后究竟有什么反应？” 小结：应用小结技巧	组织安排一般，提问有时遗漏，然后再重新追问。部分问题欠清楚，有时用了诱导性提问（如：你从来没有这种症状是吗？）、暗示性提问或连续性提问（如：你有心脏病、高血压、糖尿病、癌症的家族史吗？） 小结欠佳或没有小结	组织安排不合理，提出问题不明确和（或）重复提问，问题不清楚，难于回答，未能引证核实资料

二、交流能力

5分（最好）	3分（一般）	1分（最差）
语言通俗易懂，避免难懂的医学术语或行话，主动鼓励病人提问，既能获得更多的信息，又能弄清原来的信息。使用体态语言正确，如适当的视线接触。适当使用鼓励性语言，如“继续讲，我明白”等，鼓励病人说出病史，不打断病人，适当应用停顿技巧	谈话中有时出现专业用语或行话。有时打断病人或有较长而尴尬的停顿。不能抓住时机及时鼓励病人提问	谈话中多次出现专业用语或行话，不给病人提问的机会，出现不适当的体态语言，如用笔频繁敲击桌面

续表

三、人文素质		
5分（最好）	3分（一般）	1分（最差）
穿着整洁的工作服，尊重病人，态度认真。关心、同情病人，使病人感到舒服，建立了良好的医患关系	工作服不够整洁，不够尊重病人，无明显的同情心，也无责备和厌烦病人的言行。不能时时使病人感到舒服	衣着脏乱。言行使病人感到不舒服，不尊重病人

表 5-4　考站评分表

基本情况：刘 ××，女，43岁。因右上腹痛就诊。 要求：请您围绕以上基本情况，询问病人现病史及重要的相关内容。 时间：10分钟			完成情况
问诊内容			是/否
一、现病史	（一）发病情况	1. 腹痛首次发作时间（2年前）	
		2. 起病诱因（油腻饮食后）	
	（二）主要症状特点及其发展变化情况	1. 腹痛的具体部位（右上腹）	
		2. 腹痛的性质（间断隐痛）	
		3. 腹痛的程度（中度）	
		4. 有无放射痛（右肩痛）	
		5. 加重时间（1天）	
		6. 主要症状发展（阵发性加剧影响睡眠）	

续表

问诊内容			是/否
一、现病史	(三)伴随症状	1. 有无恶心、呕吐(有恶心、欲吐)	
		2. 有无发热(发热)	
		3. 有无反酸(无)	
		4. 有无腹泻(无)	
		5. 小便颜色有无变化(无)	
	(四)诊治经过	1. 就诊情况(2年前社区卫生院就诊)	
		2. 检查情况(无)	
		3. 治疗情况(此次自服“奥克”)	
		4. 疗效情况(此次无效)	
	(五)一般情况	1. 精神状况(不好)	
		2. 睡眠(不好)	
		3. 饮食状况(不好)	
		4. 体重变化(不大)	
二、既往史		(一)疾病史(无)	
		(二)过敏史(无)	
三、个人史		烟酒嗜好(无)	
四、婚育史(女性含月经史)		月经(正常),爱人及儿子(均体健)	
五、家族史		父母病故(父死于慢性阻塞性肺疾病,母死于心力衰竭)	

表 5–5　综合表现评分表

项目	评分标准	优秀	良好	合格	不合格	极差
		（相应评分处打钩）				
一、病史收集	1. 病史采集过程组织合理					
	2. 提问清晰明确，容易回答					
	3. 合理使用开放性和封闭性问题					
	4. 合理使用澄清技巧（确认所采集的病史）					
二、沟通交流	1. 避免使用复杂难懂的医学术语					
	2. 适当停顿，给病人思考或提问的时间					
	3. 倾听并回应病人问题					
	4. 适当的非语言技巧（目光交流、肢体语言、语速和语调等）					
三、人文关怀	1. 尊重病人（着装整洁、礼貌称谓、保护隐私）					
	2. 同情和安慰					

综合表现评分表对应的评分标准见表 5–6。

表 5–6　综合表现分级评分标准

项目			5 分标准	4 分	3 分标准	2 分	1 分标准
综合表现	一、病史采集	1. 采集过程（5 分）	（1）框架完整 （2）顺序清晰合理	介于 5 分与 3 分之间	（1）框架基本完整 （2）顺序基本合理	介于 3 分与 1分之间	（1）框架缺失严重 （2）顺序颠倒无序
		2. 问诊技巧（5 分）	（1）合理应用开放 / 封闭性问题 （2）合理应用澄清技巧（确认和小结）		（1）有开放性问题 （2）简单应用澄清技巧		（1）无开放性问题，或有诱导性提问 （2）未应用澄清技巧
	二、交流能力	1. 提问表达（5 分）	（1）表述清晰易懂，不使用复杂难懂的医学术语 （2）无连续提问		（1）表述可以理解，较少使用复杂难懂的医学术语 （2）偶有连续提问		（1）表述难以理解，或多次使用复杂难懂的医学术语 （2）多次连续提问
		2. 沟通技巧（5 分）	（1）倾听病人表述，不打断病人 （2）适当停顿，给病人思考和提问机会		（1）倾听病人表述，偶尔打断病人 （2）有停顿，病人有提问机会		（1）频繁打断病人 （2）不给病人提问机会

续表

项目			5分标准	4分	3分标准	2分	1分标准
综合表现	三、人文素质	1. 文明礼仪（5分）	（1）仪表、举止得体 （2）语速语调合适	介于5分与3分之间	（1）着装整洁 （2）语速、语调让人轻度不适	介于3分与1分之间	（1）着装脏乱 （2）语速、语调让人明显不适
		2. 人文关怀（5分）	（1）恰当回应和安慰 （2）恰当应用非语言技巧（目光交流、肢体语言）		（1）有回应和安慰 （2）有非语言技巧		（1）无回应和安慰，或伤害性回应 （2）非语言技巧应用不当

第六章

标准化病人案例

案例一　甲状腺功能亢进症（Graves 病）

情景地点：内分泌科病房

需要评估的能力：职业态度、基本理论、沟通技能、收集病史、体格检查、临床思维

考试时间：14 分钟

1. 任务简介

女性，36 岁，公司文员。心慌、体重减轻就诊。

生命征：T 36.8℃，P 102 次 /min，R 20 次 /min，BP 110/70mmHg。

请你用 14 分钟的时间对病人进行病史采集、重点查体，并结合所给信息（如有阳性体征，可采用提示卡给予）作出初步的主要诊断和鉴别诊断。

重点查体：可通过提示卡展示给考生。

2. 病历摘要

主诉：心慌、手抖 2 个月，消瘦 1 个月。

现病史：2个月前无明显诱因自觉心慌、手抖，无胸闷、胸痛，曾自数脉率为95~110次/min，未予重视。近1个月心慌、手抖症状较前加重，且出现易饥、进食增多、消瘦，排稀便3~4次/d，无黏液、脓血、无腹痛、里急后重，无恶心、呕吐，无发热、盗汗。发病以来常感乏力、怕热、爱出汗，脾气急躁，精神可，食欲好，小便如前，睡眠较差，2个月来体重较前下降4kg。

既往史：否认肝炎、结核、肾脏病、心脏病史。否认外伤、手术史。否认药物过敏史，对鸡蛋过敏。

个人史：生于北京，从事文员工作，经常使用电脑，无毒物及放射线接触史，无吸烟饮酒嗜好，近期无大量海产品进食史。

月经婚育史：平素月经规律，近2个月月经量较前减少。已婚，1子，爱人及孩子体健。

家族史：母亲患甲状腺功能减退症，服药控制可。家族中无类似病史及肿瘤病史。

体格检查：T 36.8℃，P 102次/min，R 20次/min，BP 110/70mmHg。身高162cm，体重48kg，BMI 18.3kg/m^2。皮肤潮湿，双眼裂轻度增大，未见明显突眼及眼睑水肿，突眼度15mm（左）、16mm（右），伸舌细颤，甲状腺Ⅱ度肿大，质软，无压痛，甲状腺上极可闻及血管杂音。双肺呼吸音清，HR 102次/min，心律齐，腹软无压痛，手抖（+），双下肢无胫前黏液性水肿。

辅助检查：血常规示WBC 6.4×10^9/L，Hb 142g/L，Plt 200.0×10^9/L；血沉15mm/h。

大便常规：正常。

3. 标准化病人培训资料

（1）临床情境

我最近2个月总觉得心慌，感觉心脏突突突跳，胸前老觉得有撞击的感觉，有时候自己数脉有100多次，而且还觉得手老哆嗦，夹菜、写字什么的都不受自己控制。之前在社区医院做过心电图，大夫就说心脏跳得快，别的看着都没事，让我多休息，不行就去大医院看看。我怕是自己工作压力太大，累的，最近格外注意休息了一下，但不见好。最近1个月还更厉害了，不但心慌和手哆嗦，还老觉得饿，吃的比以前多一倍（原来每顿就一小碗饭，现在得两碗），但体重却反而下降了，同事和朋友都说我瘦了，昨天测体重，比1个月前得下降4公斤。而且以前每天就排一次便，现在得去3~4次，大便还有点稀，但肚子一点也不难受。有点担心。此外体力也比以前差，老觉得累，不知道是不是因为不舒服闹得，脾气也比以前急了，怕热，出汗多，特急躁，晚上还老一整宿的睡不着觉。对了，月经还比以前来得晚，量还少，我这还不到40岁，真怕就更年期了。

（2）剧本

医生："您好，我是 ×××大夫，请告诉我您的姓名和年龄。"

病人："您好，我叫 ×××，今年36岁。"

医生："请说说您这次来医院看病的原因。"

病人："是这样的，最近觉得心慌、手哆嗦，厉害的时候都觉得心慌得要跳出来了。"

医生:“能再具体说一下吗?”

病人:“就是心老是一阵一阵‘突突突’地跳,慌得厉害,有时候自己摸摸脉得跳100多次,还有就是明显地手老哆嗦,不能控制。现在越来越厉害,就来看病了。”

医生:“什么时候开始出现这种情况的?”

病人:“得有两个多月了。”

医生:“您觉得有什么原因吗?”

病人:“没觉得有什么特殊原因,我做文职的,也不干什么体力活,也没累着啊。”

医生:“两个月以前有没有出现过同样的情况?”

病人:“没有,我以前身体很好的,年年单位体检都说是正常的,这不今年年初刚做完体检,也没说我有什么病啊。”

医生:“您觉得心慌跟活动有关系吗?”

病人:“我觉得没什么关系,睡觉的时候也会心慌。”

医生:“那心慌的时候有没有觉得胸闷、胸痛?”

病人:“胸闷、胸痛倒是没觉得。”

医生:“除了心慌、手抖还有什么不舒服吗?”

病人:“最近一个月我还老觉得饿,比以前能吃,但吃得多了反而瘦了。”

医生:“您说吃得更多了,还瘦了,瘦了多少斤啊?”

病人:“是啊,老觉得饿,一天得吃4~5顿,但就这么吃法,这一个月还瘦了有4公斤,这下可吓着我了。”

医生:“有不舒服以后,有没有做过什么检查?”

病人:“就一次晚上心慌难受的时候到社区医院做了个心电图。别的什么都没查。”

医生:“大夫说心电图有什么问题吗？”

病人:“好像没说啥问题,就说心跳加速。大夫,您说我这是什么病啊,瘦这么多是不是肿瘤啊？您看我年纪轻轻的,我儿子刚上小学……”

医生(安抚病人):“您别着急,我会帮你好好检查的,消瘦不一定就是肿瘤,很多其他的疾病也会出现体重下降的。”

病人:“哦,您这么说我就放心了。”

医生:“除了心慌、手哆嗦、吃得多、瘦了之外,还有什么不舒服吗？”

病人:“别的没注意到。您指的是？”

医生:“有没有觉得怕热、脾气急？”

病人:“唉,您这么一说还真提醒我了,最近老跟孩子起急,还觉得燥热的不得了,老出一身汗,我还说是不是更年期了呢,可才30多岁就更年期也太早了啊!”

医生:“脖子觉得变粗了吗？疼不疼？”

病人(摸摸自己的脖子):“没觉得变粗,也不疼啊。”

医生:“眼睛跟以前比有什么不舒服吗？”

病人:“眼睛也没觉得不舒服。”

医生:“最近有没有老觉得身上没劲儿？”

病人:“是有点儿,没干什么家务就觉得累,都懒得抬胳膊,爬几层楼都觉得腿累得抬不起来。”

医生:“排便和以前比有变化吗?”

病人:“这一个多月,排大便次数确实比以前多,以前特别规律,每天早上一次。现在每天得3~4回,而且有点稀。”

医生:“肚子疼不疼?”

病人:“没有。”

医生:“大便颜色有变化吗?”

病人:“那倒没有,除了排便次数多,有点稀,别的都没事。”

医生:“有没有发烧?”

病人:“没有。”

医生:“有没有过咽痛、咳嗽、咳痰?”

病人:“没有。”

医生:“有没有恶心、呕吐?”

病人:“没有。”

医生:“喝水多不多?”

病人:“不多。”

医生:“排尿多不多?”

病人:“没有。”

医生:“月经怎么样啊?”

病人:“以前挺正常的,最近两个月量有点少,但总体还算规律吧。”

医生:“您最近海产品吃得多吗?”

病人:“没有,一直也不爱吃。”

医生:“您来我们医院看病之前有没有在别的医院

看过？”

病人：“除了那回心慌得难受在社区医院做过心电图，后来就没再看过。大夫，我这不舒服最近越来越厉害，我这病严不严重啊？”

医生（再次安慰病人）：“您别着急，咱们做点检查看看到底是什么问题。”

医生：“最近饮食怎么样？”

病人：“食欲特别好，吃得特别多，还老觉得饿。”

医生：“睡眠好吗？”

病人：“睡眠不好，别看觉得累，但精神头挺足的，老睡不着觉，不像以前那样，躺下就着。”

医生：“体重是一个月减了4公斤对吧？”

病人：“对。”

医生：“以前还得过其他病吗？”

病人：“没有，我身体一直都挺好的。”

医生：“对什么食物或是药物过敏吗？”

病人：“我小时候对鸡蛋过敏，知道以后就再也没吃过。”

医生：“您具体是做什么工作的？”

病人：“我是做文员的，平时就是老用电脑打打字什么的，就是电脑用得比较多。”

医生：“老家是什么地方的？”

病人：“就是北京的。”

医生：“在外地长期呆过吗？”

病人：“没有。”

医生:“平时吸烟、喝酒吗?”

病人:“没有这种爱好。”

医生:“爱人和孩子身体好吗?”

病人:“都挺好。”

医生:“父母亲呢?”

病人:“我妈好像是甲减,现在吃着药呢。父亲身体一直挺好的。”

医生:“家里还有别的人吗?”

病人:“有个弟弟,身体很好,没什么毛病,就是血脂有点高。”

医生:“家里人还得过其他病吗?”

病人:“没有。”

医生:“好。您这次来主要是因为心慌、手抖两个多月,体重减轻有一个月,对吗?”

病人:“对。”

医生:“除了这些,还觉得身上没劲儿、脾气急、怕热、排便次数增多,对吗?”

病人:“对。”

医生:“外院就查过心电图,说是心跳快一些,别的都没检查,对吗?”

病人:“没错。”

医生:“基本上就是这些了,您觉得还有没有遗漏什么问题?”

病人:“没有了。您觉得问题严重吗?还需不需要做哪些检查？”

医生：“从您的情况看，可能甲状腺功能出现问题了，我们还需要进行一些检查才能确定。现在先测血压，进行一下基本的体检。好吗？”

病人：“好，请您帮我尽快联系检查好吗？”

医生：“好。”

4. 评分表

SP 考站评分表

问诊内容评分项目（打钩）	是√/否0	问诊内容评分项目（打钩）	是√/否0
1. 自我介绍		11. 其他症状（乏力）	
2. 主要症状（心悸、手抖）		12. 就诊情况	
3. 主要症状时间		13. 大便性状	
4. 主要症状诱因		14. 一般情况（睡眠）	
5. 主要症状变化情况		15. 饮食习惯	
6. 其他症状（多食）		16. 药物过敏史	
7. 其他症状（消瘦）		17. 吸烟史	
8. 其他症状（无多饮、多尿）		18. 月经史	
9. 其他症状（怕热、急躁）		19. 家族史	
10. 其他症状（眼部）			

重点查体项目（打钩）	是√/否O	重点查体项目（打钩）	是√/否O
1. 身高、体重（BMI）		6. 甲状腺听诊	
2. 手颤		7. 肺脏听诊	
3. 眼征		8. 心脏听诊	
4. 突眼度		9. 下肢水肿	
5. 甲状腺触诊		10. 肌力	

问诊综合表现评分（见评分内涵表）	分值	查体综合表现评分	分值
1. 收集病史技巧		1. 系统规范	
2. 交流技巧		2. 重点明确	
3. 医患关系		3. 查体技巧	

诊断与鉴别诊断	分值	得分
主要诊断：甲状腺功能亢进症（Graves 病）		
鉴别诊断：亚急性甲状腺炎		
鉴别诊断：结节性甲状腺肿伴甲亢		
鉴别诊断：甲亢性心脏病		

案例二　慢性心力衰竭

情景地点：老年科病房

需要评估的能力：职业态度、基本理论、沟通技能、收集

病史、体格检查、临床思维

考试时间：14 分钟

1. 任务简介

男性，80 岁。胸闷、气短入院。

生命征：T 36.7 ℃，P 96 次 /min，R 18 次 /min，BP 130/60mmHg。

请你用 14 分钟的时间对病人进行病史采集、重点查体，并结合所给信息（如有阳性体征，可采用提示卡给予）作出初步的主要诊断和鉴别诊断。

重点查体：可通过提示卡展示给考生。

2. 病历摘要

主诉：间断胸闷、气短半年，活动耐量下降 1 个月。

现病史：病人半年前无明显诱因于夜间休息时出现胸闷、气短，无胸痛、心悸、大汗，无咳嗽、咳痰，坐起 1~2 小时后可好转，每个月发作 1~2 次，未予重视及诊治。1 个月前病人平地快走 50m 左右即出现胸闷、气短，休息后可好转，伴双下肢水肿，无明显尿少。不伴发热、咳嗽、咳痰，无心悸、头晕。自发病以来，精神可，食欲正常，夜间睡眠不佳，需高枕卧位。大小便正常，体重增加约 2kg。

既往史：高血压 30 余年，平时血压为（130~150）/（60~65）mmHg。否认肝炎、结核、肾脏病史。否认外伤、手术史。否认药物食物过敏史。

个人史：生于山东，已退休，无毒物及放射线接触史，无吸烟饮酒嗜好。

婚育史：已婚，1 子，爱人及孩子体健。

家族史：家族中无类似病史及遗传病史。

体格检查：T 36.7℃，P 96 次 /min，R 18 次 /min，BP 130/60mmHg。皮肤黏膜未见出血点，浅表淋巴结未触及肿大。巩膜无黄染，口唇轻度发绀。颈静脉怒张。双肺呼吸音清，右肺底可闻及细湿啰音。心界位于第 6 肋间左锁骨中线外 0.5cm，心率 96 次 /min，心律齐，心尖部可闻及 3/6 级收缩期吹风样杂音，余各瓣膜听诊区未闻及杂音。腹软，无压痛及反跳痛，肝肋下 3cm，质软，轻压痛，肝颈静脉回流征（+）。脾肋下未触及。移动性浊音（-）。双下肢对称凹陷性水肿。

3. 标准化病人培训资料

（1）临床情境

我最近半年总是感觉胸闷、气短，尤其是夜里睡觉的时候，严重的时候会憋醒，得坐起来咳嗽一会儿才舒服了。以前可没有这种情况，我有点担心是不是有什么肺病啦？不过白天基本不咳嗽，也没有咳痰，可以在家做一点家务活儿。晚上休息不好，白天也没精神，体力没有以前好了，上楼的时候，爬两层楼腿就抬不起来了。最近 1 个月好像更厉害了，白天稍微一活动就胸闷、气短，感觉气不够用，出去走三五十米就喘得不行，还发现两条腿肿了，尤其是晚上更厉害，早上肿得轻点儿，小便跟平时差不多，我也没喝太多水，是不是肾出什么毛病了？平常精神、胃口还可以，就是睡眠不好，大便跟原来一样，还是便秘，2~3 天 1 次。体重最近增加了 4~5 斤。

原来有高血压，30 多年了，吃着氨氯地平，血压一直控制得挺好［（130~150）/（60~65）mmHg］，别的病没有得过。体检时都说我比同龄人身体要好。

（2）剧本

医生："您好，我是 ××× 大夫，请告诉我您的姓名和年龄。"

病人："您好，我叫 ×××，今年 80 岁。"

医生："请说说您这次来医院看病的原因。"

病人："是这样的，我感觉老是胸闷、喘不上气，尤其是稍微一活动。"

医生："能再具体说一下吗？"

病人："一开始夜里睡觉时胸闷、喘不上气，得坐起来才好。最近平地稍一快走就气短，赶紧歇会儿。"

医生："什么时候开始出现这种情况的？"

病人："大概有半年多了。"

医生："以前有没有出现过同样的情况？"

病人："没有，除了高血压，我身体没啥大问题，年年单位都体检。"

医生："一般在什么情况下会出现呢？跟活动有关吗？"

病人："开始和活动好像没什么关系，我年龄大了，平时也没什么大活动，就是散散步，最近散步时候走得稍微快点儿就不舒服。"

医生："一般走多远感觉不舒服？"

病人："没走多远，大概几十米吧，可能有三五十米吧，我也说不清楚。"

医生："除了感觉胸闷、憋气，还有别的什么不舒服吗？"

病人："最近发现腿和脚也肿了，穿袜子都紧。"

医生:“两条腿都肿吗？早上和晚上一样吗？”

病人:“两条腿差不多,我感觉早上起床的时候轻点,晚上肿得厉害,一按一个坑。”

医生:“尿量怎么样？排尿次数跟以前有变化吗？”

病人:“这个没注意,感觉差不多,没多大变化。”

医生:“还有其他不舒服吗？”

病人:“别的好像不明显。”

医生:“最近有感冒、发烧之类的吗？”

病人:“没有啊。”

医生:“有没有心慌、头晕？”

病人:“心慌不明显,有时候起床猛了就头晕,是不是要‘中风’了？”

医生:“可能跟体位性的血压降低有关。有没有胸痛、出大汗？”

病人:“不明显。”

医生:“有没有咳嗽、咳痰？”

病人:“偶尔早上咳嗽几声,没什么痰。”

医生:“有没有肚子胀、疼？”

病人:“没有肚子胀,也不疼。胃口还行,饭量不少。”

医生:“您来我们医院看病之前有没有在别的医院看过？”

病人:“在我们社区的医院看了一下,大夫给我查了个心电图,说有毛病,让我赶紧上大医院看病。”

医生:“我看看以前做的检查。最近饮食怎么样？”

病人:“还行,吃饭好像影响不大。”

医生:“睡眠好吗?”

病人:“睡眠不好,就是睡着睡着会感觉胸闷,像压了石头,喘不上气,赶紧坐起来就好一点,过一两个小时感觉好点了才能躺下。”

医生:“体重有没有什么变化?”

病人:“比以前重了2公斤。”

医生:“以前还得过其他病吗?”

病人:“就是高血压,我长期吃着降压药。”

医生:“有过便秘或腹泻吗?”

病人:“经常便秘,有时得用开塞露。”

医生:“对什么食物或是药物过敏吗?”

病人:“没有发现对什么过敏。”

医生:“您具体是做什么工作的?”

病人:“退休之前我是做管理工作的,平时就是在办公室,没有太多体力活动。”

医生:“老家是什么地方的?”

病人:“山东,参加工作以后就一直在北京。”

医生:“在外地长期呆过吗?”

病人:“没有。”

医生:“平时吸烟、喝酒吗?”

病人:“现在没有这些爱好了。原来吸烟30多年,每天1包,退休以后就不吸了。”

医生:“爱人和孩子身体好吗?”

病人:“都挺好。”

医生:“家里人有这样的病吗?”

病人:“父母亲已经去世,有个弟弟,身体很好,没什么毛病,就是血脂有点高。”

医生:“家里人还得过其他病吗?”

病人:“没有。”

医生:“您这次来主要是半年多了夜里睡觉时胸闷、喘不上气,得坐起来才好。最近1个月平地稍一快走就气短,需要休息。还发现两脚和腿都肿了,是吗?”

病人:“没错。”

医生:“基本上就是这些了,您觉得还有没有什么遗漏的问题?”

病人:“没有了。您觉得问题严重吗?还需不需要做什么检查?”

医生:“从您的情况看,可能是心力衰竭引起的症状,我们还需要进行一些检查才能确定。现在先进行一下基本的体检,好吗?”

病人:“好。”

4. 评分表

SP 考站评分表

问诊内容评分项目(打钩)	是√/否0	问诊内容评分项目(打钩)	是√/否0
1. 自我介绍及询问病人一般情况		4. 询问可能的诱因(无)	
2. 询问主要症状(胸闷气短)		5. 呼吸困难跟体位的关系	
3. 询问主要症状出现时间(半年)		6. 呼吸困难缓解的方式(坐起)	

续表

问诊内容评分项目（打钩）	是√/否0	问诊内容评分项目（打钩）	是√/否0
7. 伴随症状胸痛、心悸等（无）		14. 有无少尿（无）	
8. 活动耐量明显下降时间（1个月）		15. 既往病史（无特殊）	
9. 体力活动受限程度（几十米）		16. 生活习惯（吸烟、饮酒情况）	
10. 头晕的特点（突然坐起）		17. 饮食量有无变化（无）	
11. 胸闷、气短诊治过程（无）		18. 大便习惯的改变（无）	
12. 有无水肿（有）		19. 体重增加程度（2kg）	
13. 水肿的特点（对称、凹陷性）		20. 家族类似疾病史（无）	

重点查体项目（打钩）	是√/否0	重点查体项目（打钩）	是√/否0
1. 口唇有无发绀		6. 心脏叩诊	
2. 颈静脉		7. 心脏听诊	
3. 肺部叩诊		8. 腹部触诊	
4. 肺部听诊		9. 肝颈静脉回流征	
5. 心脏视诊		10. 下肢水肿	

问诊综合表现评分（见评分内涵表）	分值	查体综合表现评分	分值
1. 收集病史技巧		1. 系统规范	
2. 交流技巧		2. 重点明确	
3. 医患关系		3. 查体技巧	

诊断与鉴别诊断	分值	得分
主要诊断：高血压心脏病，心界增大，窦性心动过速，心功能Ⅳ级		
鉴别诊断：COPD		
鉴别诊断：肺栓塞		
鉴别诊断：心脏瓣膜病		

案例三 肺 炎

情景地点：内科门诊

需要评估的能力：职业态度、基本理论、沟通技能、收集病史、体格检查、临床思维

考试时间：14 分钟

1. 任务简介

男性，48 岁，职员。咳嗽来诊。

生命征：T 36.8℃，P 82 次 /min，R 17 次 /min，BP 120/80mmHg。

请你用 14 分钟的时间对病人进行病史采集、重点查体，并结合所给信息（如有阳性体征，可采用提示卡给予）作出初步的主要诊断和鉴别诊断。

重点查体：可通过提示卡展示给考生。

2. 病历摘要

主诉：咳嗽 5 天，加重伴发热 3 天。

现病史：5 天前劳累后出现咳嗽、咳痰，为阵发性咳嗽，每

天约10次,每次持续约1分钟,有少量黄色黏痰,伴气急、头痛、乏力,不伴咯血、胸痛、心悸、腹泻等不适;自行服用“感冒药”治疗,每天3次,每次1粒,未见明显疗效。3天前上述症状加重,咳嗽症状加重,痰量增多,为黄脓痰,并出现发热,体温最高达39℃,伴寒战。于当地医院就诊,拍胸片示“肺部斑片影”,诊断为“肺炎”,并予“头孢克洛”治疗,每天3次,每次1粒。近2天咳嗽略有缓解,仍咳黄痰。自发病以来,病人精神尚可,睡眠较差,食欲欠佳,大小便如常,体重无明显变化。

15岁时患“阑尾炎”,手术治疗后痊愈。10年前曾因发热、咳嗽经拍片、PPD检查等,诊断为右上肺“浸润性肺结核”,经异烟肼、利福喷丁、乙胺丁醇、吡嗪酰胺等共治疗1年,后痊愈。对“磺胺”过敏,服后曾出现双上肢皮疹。否认输血史、外伤史等。

出生于西安,大学就读于成都,毕业后长期居住并在成都工作。做行政管理工作25年。喜清淡饮食,爱好体育锻炼(如羽毛球、游泳等)。抽烟30年,平均10支/d。偶饮酒。结婚25年,夫妻关系良好,爱人身体健康,育有1子,20岁,身体健康。父亲患“高血压、糖尿病”,药物治疗,母亲体健。否认家族遗传病史。

查体:未见明显异常。

3. 标准化病人培训资料

(1)临床情境

6天前我有个朋友聚会,喝了不少酒,回家很晚,有点累。晚上觉得嗓子不舒服,第二天早上开始一阵一阵地咳嗽,每天约10次，开始是干咳，后来有点黄黏痰。3天前晚上觉得乏力，身上冷，直打哆嗦，盖了两床被子还抖，量体温39℃，吃了退烧药出了很多汗，体温才下来。同时咳嗽变得频繁了，痰也多了，一咳嗽就有黄脓痰，每天大概用小半卷手纸，痰里面没有血或臭味。开始我觉得是感冒，用感冒药后咳嗽、发烧能好一阵儿，但很快反复。我担心得了肺炎，去社区中心化验说白细胞高，去医院拍片肺部有阴影。医生说确实是肺炎，但不重，给了头孢克洛和退烧药，让我回家休息、多喝水，头孢克洛一天三次，每次一片。服药后痰少了，也不那么黄了，体温降到了37℃多，但咳嗽还是很厉害，晚上经常咳嗽，能咳醒。晚上睡得不好，胃口也不好，吃得比以前少，小便稍微有点黄，大便正常，体重感觉没什么变化。没有憋气、气短、胸痛等不舒服。最近家人、朋友没有发烧、咳嗽。今天来，我想输点液，可能好得更快吧。

（2）剧本

医生："王先生，您好，我是×××大夫，请问您这次来医院是什么问题？"

病人："您好。最近咳嗽有一段时间了，这几天还发烧。"

医生："从哪天开始咳嗽的？"

病人："5天前开始咳嗽的。前一天有个朋友聚会，大家一起吃饭，聊天，喝了不少酒。回家的时候很晚了，有点累。晚上嗓子就有点不舒服，第二天早上就开始咳嗽了。"

医生："咳嗽厉害吗？"

病人："开始还行，一阵一阵的咳嗽，后来变得频繁了。"

医生:“有痰吗?”

病人:“开始是干咳,后来就有点黄痰了。”

医生:“痰量多吗?每天大约多少?”

病人:“开始不多,这几天明显增多了。”

医生:“每次咳嗽都有痰吗?”

病人:“现在几乎一咳嗽就有痰,每天大概用小半卷手纸呢。”

医生:“痰是什么样子的?”

病人:“开始是黄色的,后来就变成带些脓性的痰了。”

医生:“痰有什么气味吗?”

病人:“没有。”

医生:“刚才您说最近发烧了,什么情况?”

病人:“大前天晚上觉得身上冷,量体温是39℃,冷得厉害。”

医生:“有寒战吗?就是发抖吗?”

病人:“是的,盖了两床被子还抖,后来在家了找到了以前的退烧药,吃了烧才退,出了很多汗,被子都湿了。”

医生:“那后来去看病了吗?”

病人:“开始我觉得是感冒了,用感冒药后咳嗽能减轻点儿,烧也能减退些,但是很快反复。我就担心是不是得肺炎了。在社区中心看大夫,化验说白细胞高,大夫说可能是肺炎,就让我去医院找大夫看看,拍个片子。结果拍片子说肺部有阴影,就是肺炎。”

医生:“当时怎么处理的？”

病人:“医生说肺炎不太严重,给我开了头孢克洛和退烧药,让我回家吃药,休息、多喝水。”

医生:“效果怎么样？”

病人:“症状有改善,痰减少了,也不那么黄了,体温也降到了 37℃多,但咳嗽还是很厉害。我觉得是不是需要输点液啊？”

医生:“从治疗反应看,还是有效果的。我再问问您一些情况。”

病人:“好的。”

病人:“还有其他不舒服吗？”

医生:“就是发烧的时候比较没劲儿,身上有些难受,现在都好多啦。”

医生:“有过痰里面带血的情况吗？”

病人:“没有。”

医生:“有憋气或者气短吗？”

病人:“也没有。”

医生:“有过胸疼吗？”

病人:“没有。”

医生:“睡眠怎么样？”

病人:“不好,主要是晚上经常咳嗽,能咳醒。”

医生:“那咳嗽的时候怎么办呢？”

病人:“喝点水,或者咳出点儿痰来就会感觉好些,然后才能接着睡。”

医生:“好的。胃口怎么样？”

病人:“胃口不太好,吃得比以前少。”

医生:“小便怎样?”

病人:“稍微有点黄,别的没事。”

医生:“大便呢?”

病人:“没什么变化。”

医生:“最近体重有变化吗?”

病人:“没称过,但我自己感觉没什么变化。”

医生:“您家里人或单位的同事有发烧的情况吗?”

病人:“家里和单位没有别人发烧。”

医生:“好的。以前身体健康吗?”

病人:“我10年前得过肺结核,当时发烧、咳嗽,做皮试有个很大的硬结,拍片子是右上肺结核。总共吃了1年的药,有异烟肼、利福喷丁、乙胺丁醇、吡嗪酰胺。开始是4种药,后来是3种。治好了。”

医生:“痰里面有结核菌吗?”

病人:“没有,就是拍片子诊断的。”

医生:“后来复查片子了吗?”

病人:“大概用了2个月左右影子就基本没有啦!但药一直用到1年。”

医生:“还有其他问题吗?”

病人:“15岁得过阑尾炎,做了手术好了。”

医生:“还有其他问题吗?”

病人:“没有了,别的都挺好的。”

医生:“对什么东西过敏吗?”

病人:“啊!我磺胺过敏,小时候吃过磺胺药,结果两个胳膊出过不少红色的皮疹，痒得厉害。以后就没有再用过。”

医生："对其他药物过敏吗？"

病人："没有。"

医生："对食物或其他东西过敏吗？"

病人："也没有。"

医生："吸烟吗？"

病人："以前吸过，不多，后来得结核就再也不吸了。"

医生："吸了多久了呢？"

病人："从 18 岁就开始吸，那时候觉得好玩，不过每天最多半包。"

医生："喝酒吗？"

病人："喝，也喝得不多，主要是大家一起吃饭的时候喝点，没有什么酒量，也不上瘾。"

医生："父母的身体怎么样？"

病人："我妈挺好的，我爸爸有高血压、糖尿病，不过控制得还不错。"

医生："家里人有什么遗传性疾病吗？"

病人："没有。"

医生："好的，我简单总结一下。您这次主要是因为咳嗽了 5 天，有黄脓痰，3 天前发热、寒战，化验血和拍片子诊断为'肺炎'，用了头孢克洛后发热和咳痰有明显改善，但是咳嗽还比较明显。10 年前得过结核，好了。是这样吗？"

病人："是的，主要是看看是不是需要输液。"

医生："现在应该不需要输液，因为治疗还是有效的。我可以给您用些镇咳的药物，对症处理一下。您还有什么其他要补充的吗？"

病人："没有了，谢谢。"

4. 评分表

SP 考站评分表

问诊内容评分项目（打钩）	是√/否 0	问诊内容评分项目（打钩）	是√/否 0
1. 自我介绍及询问病人一般情况		11. 有无咯血（无）	
2. 询问主要症状（咳嗽）		12. 有无呼吸困难（无）	
3. 咳嗽出现的时间（5 天前）		13. 检查情况（血常规、胸片）	
4. 诱因（劳累）		14. 治疗情况（口服抗生素）	
5. 咳嗽特征（阵发性，干咳—有痰）		15. 病情演变（体温下降、咳痰好转）	
6. 痰的性状（黄色到黄脓、无味）		16. 病情演变（仍咳嗽）	
7. 痰量（少到多）		17. 既往疾病（肺结核、阑尾炎）	
8. 发热程度（39℃）		18. 过敏史（磺胺）	
9. 有无寒战（有）		19. 吸烟史（已戒 10 年）	
10. 有无胸痛（无）		20. 家族疾病史（无）	

重点查体项目（打钩）	是√/否0	重点查体项目（打钩）	是√/否0
1. 口唇颜色		5. 肺部叩诊	
2. 咽部检查		6. 肺部听诊	
3. 胸部视诊		7. 心脏听诊	
4. 肺部触诊		8. 腹部触诊	

问诊综合表现评分（见评分内涵表）	分值	查体综合表现评分	分值
1. 收集病史技巧		1. 系统规范	
2. 交流技巧		2. 重点明确	
3. 医患关系		3. 查体技巧	

诊断与鉴别诊断	分值	得分
主要诊断：肺炎		
鉴别诊断：支气管炎		
鉴别诊断：肺结核		
鉴别诊断：肺脓肿		

案例四　腹股沟斜疝

情景地点：外科门诊

需要评估的能力：职业态度、基本理论、沟通技能、收集病史、体格检查、临床思维

考试时间：14 分钟

1. 任务简介

男性，66 岁。发现右侧腹股沟区包块来诊。

生命征：T 36.5℃，P 88 次 /min，R 18 次 /min，BP 140/90mmHg。

请你用 14 分钟的时间对病人进行病史采集、重点查体，并结合所给信息（如有阳性体征，可采用提示卡给予）作出初步的主要诊断和鉴别诊断。

重点查体：可通过提示卡展示给考生。

2. 病历摘要

主诉：右下腹腹股沟区可还纳包块 1 年。

现病史：病人 1 年前站立时右下腹腹股沟区出现一质软包块，平卧时包块多可消失，偶有坠胀感，一年来站立时包块逐渐增大，久站或活动后包块突入右侧阴囊，不伴腹痛、腹胀及排便排气困难。就诊于门诊，行 B 超检查：右侧腹股沟区扫查可见大网膜及部分小肠疝入，内环口扩张约 3cm，考虑右侧腹股沟疝。病人发病以来饮食、睡眠正常，大小便正常，体重无明显变化。

既往史：高血压病史 10 年，口服硝苯地平控释片治疗，血压控制满意。“慢性咳嗽”病史多年，未予特殊诊治，无其他病史。

个人史：生于北京。吸烟 30 余年，每天 1~2 包。偶尔饮酒。

婚育史：已婚，配偶及子女体健。

家族史：否认家族遗传病史。

查体：R 18 次 /min，BP 140/90mmHg。心肺无明显阳性

体征。腹膨隆,无压痛,肝、脾未触及。站立时右下腹可见一梨形包块,大小约6cm,平卧包块消失,还纳包块后按压病人右侧腹股沟内环口,站立时未见包块突出,嘱病人咳嗽,指尖有冲击感,听诊包块偶可闻及肠鸣音。

辅助检查:B超检查:右侧腹股沟区扫查可见大网膜及部分小肠疝入,内环口扩张约3cm,考虑右侧腹股沟疝。

3. 标准化病人培训资料

(1)临床情境

我一年前突然发现站着的时候右大腿根儿这地方有一个鼓包,不疼也不痒,偶尔站时间长了觉得有点往下坠得慌,平躺着的时候鼓包就变平了。因为不影响吃喝,活动也不碍事,我也没当回事儿。这一年来鼓包好像比原来大了,起初像核桃大小,慢慢就像鸡蛋大小了,站时间长了或走路时间长了更明显。有一回洗澡站着时间长了,我觉得右边阴囊变大了,给我的感觉就是原来的鼓包掉进去了。以后老有这种感觉,但是一直没有肚子疼,也不觉得肚子胀,大便也没问题。但是我觉得这地方老这么鼓着也不是回事儿,就到医院来看病了。医生让我做了超声,说是什么肠子顺着什么管掉进阴囊了,我也没太记住,超声大夫让我赶紧找外科大夫看病做手术,说要是不做手术肠子有可能会卡住。我还真没觉得有这么严重,因为这一年来我吃东西、睡觉,大小便都正常的很,体重也没有变化。

(2)剧本

医生:"张先生,您好,我是 ××× 大夫,来了解一下您的情况。"

病人:“好的。”

医生:“请您说说这次来医院的原因。”

病人:“我站立时右下腹发现一个包块,躺下就消失,不知是什么原因。”

医生:“有多长时间了?”

病人:“大约有一年了吧。”

医生:“一年来这个包块有增大吗?”

病人:“有,起初像核桃大小,慢慢就像鸡蛋大小了。”

医生:“这个包块有什么不舒服吗,具体在什么位置?”

病人:“大概就在右下腹部吧(用手指示出区域),偶尔有一些坠胀感。”

医生:“这个包块在什么情况下容易突出或者增大呢?”

病人:“站久了或者走路多了,活动以后就容易突出来,一般睡一觉就没了。”

医生:“阴囊肿胀过吗?”

病人:“站久了或者走路多了,有时候右侧阴囊也会肿大。”

医生:“有没有这个包块回不去,肚子胀的情况?”

病人:“没有,一般睡一宿觉包就没了。”

医生:“那您大小便的情况如何呢?”

病人:“大小便都比较正常。”

医生:“您吸烟吗?有没有慢性咳嗽?”

病人:“吸烟30多年了,每天一两包吧,平时有些咳嗽,没太在意。”

医生:“那您因此看过病了吗?”

病人:“之前没看过病,现在包越来越大,影响活动了,就在门诊看病，还做了B超检查。"

医生："好的，我一会儿看一下您的检查。发病以来您的饮食和睡眠情况怎么样？"

病人："饮食和睡觉基本都还好。"

医生："体重有减轻吗？"

病人："没有。"

医生："您有没有一些慢性病，比如高血压、糖尿病（分开询问，适当间隔，关注SP反应）？"

病人："我十年前就患了高血压，一直口服药物治疗。"

医生："好的，您有什么药过敏吗？"

病人："没有。"

医生："你得过传染病吗？做过手术吗（分开询问，或有停顿）？"

病人："没有。"

医生："您喝酒吗？"

病人："一般聚会会喝一些，平时很少喝。"

医生："您家人、子女身体都好吧。"

病人："身体都挺好的。"

医生："好的，您是1年前站立时右下腹腹股沟区出现一质软包块，平卧时包块多可消失，包块逐渐增大，久站或活动后包块突入右侧阴囊，B超说是腹股沟疝，因此来看病。是不是这样？您还有什么要补充的吗？"

病人："没有别的情况了。"

医生："那下面给您做一下体格检查。"

4. 评分表

SP 考站评分表

问诊内容评分项目（打钩）	是√/否 0	问诊内容评分项目（打钩）	是√/否 0
1. 自我介绍		10. 就诊情况及相应的检查结果	
2. 询问主要症状（包块）		11. 此次患病后睡眠、大小便情况	
3. 主要症状出现的时间（1 年）		12. 此次患病后的饮食情况	
4. 主要症状的性质（包块的部位）		13. 吸烟史、饮酒史（吸烟，偶饮酒）	
5. 主要症状的性质（包块的大小）		14. 既往疾病诊治情况	
6. 诱发缓解的方式（体位）		15. 手术史	
7. 主要症状进展情况（包块增大）		16. 药物过敏史	
8. 伴随症状（无腹痛等）		17. 家族遗传病史	
9. 危险因素（咳嗽）			

重点查体项目（打钩）	是√/否 0	重点查体项目（打钩）	是√/否 0
1. 肺部听诊		6. 腹部触诊	
2. 心脏听诊		7. 包块触诊	
3. 腹部视诊		8. 包块听诊	
4. 腹部听诊		9. 阴囊透光试验	
5. 腹部叩诊			

问诊综合表现评分（见评分内涵表）	分值	查体综合表现评分	分值
1. 收集病史技巧		1. 系统规范	
2. 交流技巧		2. 重点明确	
3. 医患关系		3. 查体技巧	

诊断与鉴别诊断	分值	得分
主要诊断：右侧腹股沟斜疝；高血压病		
鉴别诊断：睾丸鞘膜积液		
鉴别诊断：交通性鞘膜积液		
鉴别诊断：隐睾		

案例五　慢性胆囊炎急性发作

情景地点：急诊

需要评估的能力：职业态度、基本理论、沟通技能、收集病史、体格检查、临床思维

考试时间：10 分钟

1. 任务简介

女性，43 岁，教师。间断腹痛。

生命征：T 38.3℃，P 91 次 /min，R 21 次 /min，BP 130/75mmHg。

请你用 10 分钟的时间对病人进行病史采集。

2. 病历摘要

主诉:间断右上腹痛 2 年,加重 1 天。

现病史:2 年前时常感右上腹隐痛,特别是吃肉食后疼痛易发作,在社区卫生院诊断为“胃病”,给予“奥美拉唑”“酵母片”口服,症状稍减轻,未进一步诊治。1 天前进油腻饮食后再次出现右上腹痛,为间断性隐痛,疼痛向右肩背部放射。自服“奥美拉唑”症状改善不明显,变换体位疼痛亦不能缓解,并逐渐加重。伴口苦、恶心、发热,但未测体温,遂来院急诊。患病以来,无心慌、气短,体重无改变,精神差,尿色不黄,近 1 天无大便。

既往史和个人史:无肝炎、结核病史,无高血压、糖尿病病史,无输血史,无药物及食物过敏史,无外伤史及手术史。预防接种史不详。出生于陕西,无烟酒嗜好。

月经生育史:月经正常,已婚,爱人及 1 子均体健。

家族史:父亲因慢性阻塞性肺疾病去世,母亲因高血压、心力衰竭病故,兄弟姐妹体健。

3. 标准化病人培训资料

(1)临床情境

我昨天晚饭吃的肉多了一些,晚饭后不久,大约 6 点多的时候,突然出现肚子疼,是右上腹部的胀疼,右肩背部也觉得疼,同时觉得有一些发热,未测体温,稍微有恶心的感觉,没有吐,也没有拉肚子。这个部位的隐痛是老毛病了,两年来断断续续出现过。也看过大夫,说可能是“胃病”。我不想做检查,大夫就给开了“奥美拉唑”和一些别的药,用药后就不怎么疼了。这次也在家里吃了“奥美拉唑”,没有效果。疼痛开始一阵一阵的，现在感觉比开始时程度更重一些，持续地疼，因此来看病。昨天晚上肚子疼，没睡好，今天小便颜色有点儿黄，没有大便。

（2）剧本

医生："您好，我是 ×× 大夫。请说说您的情况。"

病人："我肚子一直痛，想看看是什么问题。"

医生："好的，告诉我什么地方疼，请用手指一下。"

病人："就是这里痛。"（手指右上腹部的位置）

医生："痛了多长时间了？"

病人："一天。"

医生："一天前的什么时间疼起来的？"

病人："一天前夜里突然出现的。"

医生："具体什么时间？"

病人："晚饭后不久，大约 6 点多的时候。"

医生："是突然疼起来的还是慢慢出现的？"

病人："好像是突然就疼起来了。"

医生："是怎么个疼法？"

病人："就是胀疼的感觉。"

医生："疼一直持续吗？"

病人："是一阵一阵的。"

医生："您疼的时候还有其他地方不舒服吗？"

病人："右肩背部也疼。"

医生："这一天来疼痛有变化吗？"

病人："感觉现在比刚开始更重一些，持续地疼。"

医生："疼的时候有没有恶心、吐？"

病人:“稍微有恶心的感觉,没有吐。”

医生:“有腹泻吗?”

病人:“没有。”

医生:“您还有什么不舒服吗?”

病人:“昨天感觉到有点发烧。”

医生:“您测体温没有?”

病人:“没有,感觉是低烧。”

医生:“你近一天有腹疼、肩部不舒服,还有一些发热、恶心。对吗?”

病人:“是的。”

医生:“您在疼之前吃什么了(您觉得腹痛有什么原因吗)?”

病人:“晚饭吃得油腻了一些,不少肉。”

医生:“有没有喝酒?”

病人:“没有。”

医生:“原来有过类似的情况吗?”

病人:“两年来断断续续出现过这个部位的隐痛。”

医生:“和这次一样吗?”

病人:“没有这次严重。”

医生:“到医院看过吗?”

病人:“看过,当时说可能是‘胃病’,我不想做检查。大夫就给开了‘奥美拉唑’和一些别的药。”

医生:“用完药觉得怎么样?”

病人:“好像有些效果,不怎么疼了。”

医生:“您这次看过大夫吗?”

病人:“没有,以为是‘胃病’犯了,就吃了‘奥美拉唑’,没有什么变化,才上医院来了。”

医生:“大便怎么样?”

病人:“今天还没有。”

医生:“尿是什么样的?”

病人:“好像没什么大变化,有点少,有点黄。”

医生:“休息得怎么样?”

病人:“昨晚肚子不舒服,睡得不太好。”

医生:“胃口好吗?”

病人:“不好,不想吃饭。”

医生:“以前身体情况怎样?得过其他病吗?”

病人:“没有,我身体挺好的。”

医生:“有过外伤吗?”

病人:“没有。”

医生:“对什么过敏吗?比如药物、食物什么的?”

病人:“没有。”

医生:“有抽烟、喝酒的习惯吗?”

病人:“没有。”

医生:“平时月经怎样?”

病人:“很规律,这次月经刚结束 3 天。”

医生:“好的,我先检查一下。”

病人:“大夫,我可能是什么问题?严重吗?要手术吗?”

医生:“您先别急。我先检查一下腹部,然后会给您安排一些检查。目前看情况还好,要到检查结果出来后才能确定您的具体情况。”

病人:"好的,谢谢您! "

4. 评分表

SP 考站评分表

基本情况:刘 × ×,女,43 岁。因右上腹痛就诊。 要求:请您围绕以上基本情况,询问病人现病史及重要的相关内容。 时间:10 分钟			完成情况
问诊内容			是 / 否
一、现病史	(一)发病情况	1. 腹痛首次发作时间(2 年前)	
		2. 起病诱因(油腻饮食后)	
	(二)主要症状特点及其发展变化情况	1. 腹痛的具体部位(右上腹)	
		2. 腹痛的性质(间断隐痛)	
		3. 腹痛的程度(中度)	
		4. 有无放射痛(右肩痛)	
		5. 加重时间(1 天)	
		6. 主要症状发展(阵发性加剧影响睡眠)	
	(三)伴随症状	1. 有无恶心、呕吐(有恶心、未吐)	
		2. 有无发热(发热)	
		3. 有无反酸(无反酸)	
		4. 有无腹泻(无腹泻)	
		5. 小便颜色有无变化(无)	

续表

问诊内容			是/否
一、现病史	（四）诊治经过	1. 就诊情况（2年前社区卫生院就诊）	
		2. 检查情况（无）	
		3. 治疗情况（此次自服“奥美拉唑”）	
		4. 疗效情况（此次无效）	
	（五）一般情况	1. 精神状况（不好）	
		2. 睡眠（不好）	
		3. 饮食状况（不好）	
		4. 体重变化（不大）	
二、既往史		（一）疾病史（无）	
		（二）过敏史（无）	
三、个人史		烟酒嗜好（无）	
四、婚育史（女性含月经史）		月经（正常），爱人及儿子（均体健）	
五、家族史		父母病故（父死于慢性阻塞性肺疾病，母死于心力衰竭）	

综合表现评分表

考核项目	评分标准	优秀	良好	合格	不合格	极差
		（相应评分处打钩）				
一、收集病史	1. 病史采集过程组织合理					
	2. 问诊清晰明确，容易回答					
	3. 合理使用开放性和封闭性问题					
	4. 合理使用澄清技巧（确认所采集的病史）					

续表

考核项目	评分标准	优秀	良好	合格	不合格	极差
		（相应评分处打钩）				
二、沟通交流	1. 避免使用复杂难懂的医学术语					
	2. 适当停顿，给病人思考或提问的时间					
	3. 倾听并回应病人问题					
	4. 适当的非语言技巧（目光交流、肢体语言、语速和语调等）					
三、人文关怀	1. 尊重病人（着装整洁、礼貌称谓、保护隐私）					
	2. 同情和安慰					

案例六　异位妊娠破裂

情景地点：妇产科急诊

需要评估的能力：职业态度、基本理论、沟通技能、收集病史、体格检查、临床思维

考试时间：14 分钟

1. 任务简介

李女士，26 岁，职员。腹痛来诊。

生命征：T 37.0℃，P 90 次 /min，R 22 次 /min，BP 90/60mmHg。

请你用14分钟的时间对病人进行病史采集、重点查体，并结合所给信息（如有阳性体征，可采用提示卡给予）作出初步的主要诊断和鉴别诊断。

重点查体：可通过提示卡展示给考生。

2. 病历摘要

女性，26岁，职员。病人因“停经40天，突发下腹痛4小时”就诊。病人平素月经规律，（5~6）天/30天，不伴痛经。末次月经时间40天前，为正常月经。7天前阴道出血，量较正常月经量少，持续3天干净。4小时前家务劳动时出现下腹痛，初为右下腹，后转为全腹，为持续性钝痛，改变体位无缓解，疼痛渐加重，伴恶心、呕吐、乏力、出汗，伴肛门坠胀感，不伴心慌、憋气，不伴胸背部放射性疼痛，不伴腹泻。于外科急诊就诊。查尿HCG（+）；腹部超声提示未见肿大阑尾，右附件区可见直径4cm不均质包块，盆腹腔内可见液性暗区，遂来妇产科就诊。发病以来未大便，小便正常，近4小时未进食。

既往史：体健，否认高血压、糖尿病等慢性病史，无手术、外伤史，无输血史，无药物过敏史。

个人史：生于北京，职员。不吸烟，不饮酒。

婚育史：已婚，G_1P_0。1年前药物流产一次。间断工具避孕。

家族史：否认家族遗传病史。

查体：T 37.0℃，P 90次/min，R 22次/min，BP 90/60mmHg。一般情况可，睑结膜未见明显苍白，心肺查体未见异常，腹肌紧张，压痛（+），反跳痛（±），肝、脾肋下未触及，移动性浊音

（±），双下肢无水肿。妇科检查：外阴为已婚型，阴道畅，宫颈常大，光滑，举痛（+），摇摆痛（－）。子宫前位，经产饱满，质中，活动可，压痛（±），右附件区增厚，压痛（+），左附件区压痛（－）。

3. 标准化病人培训资料

（1）临床情境

我大概4个小时前，做家务的时候突然小肚子疼，刚开始是右边疼得明显，后来变成整个小肚子疼，是那种说不清楚的闷闷的疼。我本来不想来医院，以为休息休息就能好，而且我平时身体挺好的，体检都没问题。可是热水焐肚子、躺着休息都不管用，怎么待着都疼，弯着腰稍好，站直了更疼。后来还恶心，把早饭都吐了，也不见好。我还量了体温，36℃多，不发烧，也没有心慌、憋气。就是疼得越来越厉害，越来越受不了了，还连带着腰疼、腿疼、出汗，还有点肚子坠着想大便。我家先生看我越来越疼，就赶快陪我来医院了。我们害怕是阑尾炎，就挂了外科急诊，结果外科大夫按了按肚子，说不太像，给我做了B超，查了尿，说我怀孕了，让我来妇产科看，还让我别吃东西别喝水。其实从开始肚子疼我就什么也没吃，也没喝，根本不想吃喝。我不可能怀孕的。我们商量过，暂时不要孩子，所以我们在一起的时候都算着日子呢，不安全的时候都采取措施了，安全的时候才什么都不用。最重要的是我一周前刚来过月经，这次月经比平时晚了3天，比40天前那次月经量稍微少点，那也是来月经了啊，而且我月经本来也有时早两天，有时晚两天，也有量不多的时候，这次肯定是月经。我刚结婚的时候怀过一次，后来没要，做药流了，那次出了好长时间血，医生都差点给我清宫。我知道怀孕的感觉，现在肯定不可能怀孕。

（2）剧本

【病人整个对话过程中上身屈曲，不能直坐，表情呈痛苦状。间断手捂肚子，辗转反侧。】

医生：“李女士，您好，我是 ××× 大夫，来了解一下您的情况。”

病人：“好的。”

医生：“您能说说这次来医院的原因吗？”

病人：“肚子疼。”

医生：“您能说说肚子具体哪儿疼吗？”

病人：“小肚子疼，说不清哪儿疼。”

医生：“从什么时候开始疼的？”

病人：“小半天，4~5 个钟头？”

医生：“您觉得疼之前有什么特殊原因吗？比如吃了特殊的东西，剧烈运动？”

病人：“没什么。”

医生：“开始疼的时候您在做什么？”

病人：“收拾屋子，擦着擦着地就突然疼了。”

医生：“您觉得是什么样的疼法？绞着疼？扭着疼？坠着疼？”

病人：“说不清，就是疼。”

医生：“疼得厉害吗？能受得了吗？”

病人：“开始还好，越来越疼，受不了。”

医生：“除了越来越疼，这个疼还有其他变化吗？比如疼的地方有变化吗？最开始就是整个小肚子疼？”

病人："开始似乎是右边疼，后来哪儿都疼。"

医生："现在哪儿最疼？"

病人："说不清。"

医生："只肚子疼吗？还有其他地方疼吗？比如肩膀、腰、腿？"

病人："肚子疼，带着腿疼，腰疼。"

医生："您觉得有什么办法能让疼减轻点吗？"

病人："没什么办法。"

医生："有什么姿势能好受一点吗？"

病人："就这么弯着腰好点，站直了更疼。"

医生："除了疼还有什么别的不舒服吗？"

病人："恶心，也吐。"

医生："吐了几次？"

病人："就吐了一次。"

医生："吐的什么东西？"

病人："早饭都吐了。"

医生："吐了以后肚子疼好些吗？"

病人："没有。"

医生："有没有拉肚子？"

病人："没有。"

医生："有没有没力气、出汗？"

病人："有。"

医生："您有没有觉得头晕、心慌、憋气？"

病人："没觉得。"

医生:“您有没有觉得肛门区有异常?”

病人:“好像有下坠感。”

医生:“下坠感有没有变化?”

病人:“没有。”

医生:“也就是说您大概 4 小时前做家务时开始肚子疼,从右下腹扩散到整个下腹部,逐渐加重,有恶心、呕吐、出汗,没有心慌、憋气,对吗?”

病人:“对。”

医生:“您最近有没有阴道出血?”

病人:“没有。”

医生:“您平时月经准吗?多长时间来一次,一次来多长时间?”

病人:“准。1 个月 1 次,有时候 28 天,有时候 32 天。一次大概 5~6 天。”

医生:“平时月经量多吗?”

病人:“应该不算多的。”

医生:“平时来月经的时候有肚子疼吗?”

病人:“没有。”

医生:“最后一次月经哪天来的?”

病人:“一个星期以前来的。”

医生:“和平时一样吗?”

病人:“这次比平时少,3 天就干净了。”

医生:“和平时来的日子一样吗?”

病人:“好像比平时晚了 3 天。”

医生:“月经来晚了,有没有考虑过怀孕,自己测过吗?”

病人："有时候月经会晚 2 天，就没测。"

医生："再往前一次月经是什么时候？那次月经是正常的吗？"

病人："这次晚了 3 天，再往前一次就应该是这次月经前 33 天。那次是正常的。"

医生："您从肚子疼开始有没有吃东西，喝水？"

病人："恶心，什么也没吃，也没喝。"

医生："大小便正常吗？"

病人："没大便，没吃没喝，就尿过一次，是正常的。"

医生："您来我们这之前去其他地方看过吗？"

病人："先去了外科。"

医生："查什么了吗？"

病人："抽了血，查了尿。说我怀孕了，让我来妇产科看。不可能，我月经刚来完！肯定是查错了！"

医生："您别着急。您这次月经不一定是正常月经，有时候怀孕以后的异常出血也和月经很像，很容易让人以为是月经。您查的尿如果提示怀孕了，咱们就得好好查查，看看是怎么回事。您在外科还查什么了吗？做超声了吗？"

病人："做了。说不像阑尾炎，肚子里有水，附件区还有包，让我来妇产科了。"

医生："您在外科的检查结果能给我看看吗？"

病人："在我家属那里，他在外面。"

医生："好的，我一会儿和他要。您平时身体好吗？"

病人："挺好的。"

医生:“有其他什么病,如高血压、糖尿病、肾病、心脏病吗（逐一提问,有间隔,观察SP反应）?”

病人:“没有。”

医生:“得过盆腔炎吗?”

病人:“没有。”

医生:“您近期有体检吗?”

病人:“半年前查的。”

医生:“妇科有问题吗?”

病人:“没有。”

医生:“有没有发现卵巢囊肿?”

病人:“没有。”

医生:“您做过手术吗?”

病人:“没有。”

医生:“好的,您对什么药过敏吗?”

病人:“没有。”

医生:“你得过传染病吗?”

病人:“没有。”

医生:“您做什么工作?”

病人:“公司,职员。”

医生:“您是北京出生的?”

病人:“对。”

医生:“您吸烟、喝酒吗?”

病人:“不抽烟,很少喝酒。”

医生:“您结婚了吧?”

病人:“结了。”

医生:“生过孩子吗?”

病人:“没有。”

医生:“怀过孕吗?”

病人:“怀过。”

医生:“您怀过几次孕?”

病人:“就怀过一次,没要,做的药流。”

医生:“药流顺利吗?出血时间长吗?有没有再清宫?”

病人:“没清宫,出血时间好像挺长的,记不清了。”

医生:“您现在是怎么避孕的?”

病人:“不安全的时候用套,安全的时候就什么也不用。”

医生:“您和您爱人最近打算要孩子吗?”

病人:“现在工作太忙,暂时不想要。”

医生:“您要是暂时不打算要孩子,就要好好避孕,算日子这种方法很容易失败。流产对女性身体不好。您家里人有什么遗传病吗?”

病人:“没有。”

医生:“好的。您是4小时前做家务劳动时出现下腹痛,初为右下腹,后转为全腹,为持续性钝痛,改变体位无缓解,越来越重,外科急诊检查怀疑妊娠。对吗?”

病人:“是的。”

医生:“下面给您做一下体格检查。”

4. 评分表

SP 考站评分表

问诊内容评分项目（打钩）	是√/否 0	问诊内容评分项目（打钩）	是√/否 0
1. 自我介绍及询问病人一般情况		11. 有无肛门下坠（有）	
2. 询问主要症状（疼痛）		12. 有无阴道出血（无）	
3. 疼痛出现的时间（4 小时前）		13. 月经周期[（5~6）天 /（28~32）天）]	
4. 疼痛的性质（钝痛），有无放射		14. 末次月经时间、量	
5. 疼痛变化（从右下腹扩散，渐加重）		15. 患病后的检查情况（外科检查超声、尿 HCG）	
6. 疼痛与体位的关系（站直加重）		16. 药物过敏史（无）	
7. 疼痛的诱因（无）		17. 是否结婚（是）	
8. 疼痛的缓解方式（无）		18. 是否曾妊娠（是）	
9. 有无恶心、呕吐（有）		19. 避孕方式（安全期及工具）	
10. 有无头晕、出汗（无）		20. 家族疾病史（无）	

重点查体项目（打钩）	是√/否 0	重点查体项目（打钩）	是√/否 0
1. 结膜是否苍白		6. 外阴视诊	
2. 肺部听诊		7. 阴道窥器检查	
3. 心脏听诊		8. 宫颈举痛、摇摆痛	
4. 腹部触诊		9. 子宫触诊	
5. 腹部移动性浊音		10. 双附件触诊	

问诊综合表现评分（见评分内涵表）	分值	查体综合表现评分	分值
1. 收集病史技巧		1. 系统规范	
2. 交流技巧		2. 重点明确	
3. 医患关系		3. 查体技巧	

诊断与鉴别诊断	分值	得分
主要诊断：腹痛原因待查；异位妊娠破裂		
鉴别诊断：卵巢囊肿蒂扭转		
鉴别诊断：卵巢囊肿破裂		
鉴别诊断：阑尾炎		

案例七　妊娠期高血压疾病

情景地点：妇产科门诊

需要评估的能力：职业态度、基本理论、沟通技能、收集病史、体格检查、临床思维

考试时间：14 分钟

1. 任务简介

女性，29 岁，农民，孕 33 周。头痛、下肢水肿门诊就诊。

生命征：T 36.7℃，P 110 次 /min，R 18 次 /min，BP 190/110mmHg。

请你用 14 分钟的时间对病人进行病史采集、重点查体，并结合所给信息作出初步的主要诊断和鉴别诊断。

2. 病历摘要

主诉：孕33周，头痛、下肢水肿1周。

现病史：病人平素月经规律，经期5~6天，月经周期28~30天，末次月经33周前。停经50余天查尿HCG阳性，未正规产检。孕5个月起自感胎动至今。近来偶感头晕。1周前无诱因出现头痛，下肢水肿，休息后略好转。无心悸、气促、胸痛，无恶心、呕吐。乡医院就诊测量血压190/120mmHg，用心痛定10mg 3次/d治疗，头痛改善不明显，血压仍在180/110mmHg，遂转诊来院。发病以来食欲、睡眠较差，大便次数减少，小便较少。体重有增加。

既往体健。孕2产0，4年自然流产一次。母亲有高血压病史。一姐有妊娠期高血压疾病史。

3. 标准化病人培训资料

（1）临床情境

我平素月经规律，现在离最后一次月经33周。停经50余天查尿HCG阳性，不知道要常规产检，只是怀孕4~5个月做了一次超声检查，结果还好，就没在意。孕5个月起自感胎动至今。近来偶感头晕，并未在意，以为怀孕后会有这些表现，休息以后能够好转。但1周来出现头痛、脚肿，并且逐渐蔓延到小腿，凹陷性。丈夫赶紧把我送到乡医院就诊，测量血压190/120mmHg，立刻转到县医院给了心痛定10mg口服，但血压控制不理想，血压仍在180/110mmHg，自己感觉头痛加重，非常紧张。县医院的大夫也建议我赶快转到大医院。

这1周食欲差，睡眠较差，大便次数减少，小便较少。

在家务农，以前身体健康，但25岁时自然流产一次，这次好不容易怀孕了。

家族史：母亲有高血压病史。有个姐姐听说怀孕时也有高血压。

关注：①这么高的血压怎么控制，用药会不会对孩子有影响？②头痛很厉害，脚也肿，我还能怀孕到足月吗？

情绪：有隐藏的焦虑和不安。

（2）剧本

医生："王女士，您好，我是×××大夫，来了解一下您的情况。"

病人："好的。"

医生："请您说说有什么不舒服。"

病人："我怀孕8个月了，最近头痛，脚也肿了，鞋都穿不下，您看。"

医生："有多长时间了？"

病人："这个礼拜开始注意到脚肿，穿鞋困难。然后慢慢肿到小腿了。"

医生："肿得挺明显啊，能按出坑吗？"

病人："能按出坑，挺深的。"

医生："肿怎么能减轻呢？"

病人："睡觉起来比较轻，傍晚肿得比较明显。"

医生："您刚刚还说有头痛？"

病人："是的，开始是头晕，怀孕5个月的时候就有，但偶尔出现，不厉害。最近1个礼拜开始出现头痛，每天都睡不好，吃不下饭。"

医生:“头痛和睡眠有关系吗?”

病人:“白天头痛更明显一些,我以为是睡眠不好引起的,后来发现晚上头也不舒服,影响我休息。”

医生:“还有其他不舒服吗?”

病人:“其他还好。”

医生:“有憋气或者上不来气的感觉吗?”

病人:“还行,没有憋气。”

医生:“有没有心慌?”

病人:“没有。”

医生:“出现过晕倒的情况吗?”

病人:“没有。”

医生:“您末次月经记得吗?”

病人:“33周前。”

医生:“平时月经对月吗?一次月经持续多少天?”

病人:“对月,一般都一个月,或者提前2天,一次要5~6天干净。”

医生:“最早怎么发现怀孕的?”

病人:“50多天没来月经查了一下试纸,发现是两条线。”

医生:“在哪里做产检呢?”

病人:“乡里,4个月做过一次超声检查,医生说是挺正常的。”

医生:“还做过哪些检查?有没有每过一段时间,就到医院去看一下?”

病人:“没有,就做过那次B超。B超不就是产检吗?”

医生:“以前怀过孕吗?”

病人:“怀过,4 年前怀过一次,但是自己掉了。”

医生:“那您怀孕以前有没有什么不舒服?有没有高血压?”

病人:“没有,平时身体特别好,不生病,在家做农活。”

医生:“您这次是从县医院转来,据说血压很高?”

病人:“是的,我不舒服了就到乡里看一下,一量血压190/120mmHg,太高啦,就转到县医院,让我用心痛定,每天吃 3 次,每次吃一粒。吃了几天感觉头痛有些好转,但是量血压还是很高,180/110mmHg。然后他们让我转诊。”

医生:“最近吃饭怎样?”

病人:“没胃口,总是肚子胀胀的。”

医生:“大小便如何?”

病人:“吃得少,大便也少。小便也不多。”

医生:“体重有变化吗?”

病人:“我觉得可能又增加了,因为肿的明显,但是没有量。”

医生:“好的。您刚才说自己身体很好,是吗?”

病人:“是的,没有得过什么病,基本不去医院。”

医生:“好的,对什么过敏吗?比如食物、药物?”

病人:“没有。”

医生:“以前吸烟、喝酒吗?”

病人:“不。”

医生:“家里人,比如丈夫、父母、兄弟姊妹挺好吧?有没有血压高的毛病?”

病人："我爸爸和丈夫身体都挺好的。就是妈妈有高血压，平时要吃药。有个姐姐怀孩子时好像也有过高血压。"

医生："有没有觉得肚子一阵阵发紧？或者疼痛？"

病人："没有。"

医生："有没有觉得有水或血流出？"

病人："没有。"

医生："您觉得宝宝动的次数和强度与平时相比怎么样？"

病人："好像比1个礼拜前略少一些。"

医生："好的，咱们总结一下。您现在孕期33周。近1周来出现头痛、腿肿，乡医院测量血压190/120mmHg，转至县医院，用了心痛定后血压略有下降，头痛好转不明显。没有明显的腹痛、阴道流血或者流水，胎动比平时略少。另外，25岁时自然流产一次。是这样的吗？"

病人："是的。大夫，我情况严重吗？对孩子有影响吗？"（焦虑地）

医生："先别急，咱们先检查一下，然后看看是什么问题。不管怎样，血压需要好好控制，这样对孩子也有好处。"

病人："好的，谢谢您！吃药会影响孩子吗？"（探寻地）

医生（拍着病人的手，安抚）："先别急，咱们仔细检查后先把你和孩子的情况搞清楚，不会用很长时间。然后，咱们再一起商量怎么用药的问题。"

4. 评分表

SP 考站评分表

基本情况：王 ××，29 岁。因“孕 33 周，头痛 1 周”门诊就诊。
要求：请您围绕以上基本情况，询问病人现病史及重要的相关内容。
时间：14 分钟

评分标准			完成情况
问诊内容			是 / 否
一、现病史	（一）发病情况	1. 头痛（1 周）	
		2. 起病诱因（无）	
	（二）主要症状特点及其发展变化情况	1. 伴随症状（水肿）	
		2. 水肿程度（小腿）	
		3. 水肿性质（凹陷性）	
		4. 头痛情况（白天明显）	
		5. 有无恶心、呕吐（无）	
		6. 有无心悸、气短（无）	
		7. 胎动情况（略少）	
		8. 有无腹痛（无）	
		9. 有无阴道流液、流血（无）	
	（三）伴随症状	1. 有无晕厥（无）	
		2. 有无胸痛（无）	
		3. 有无憋气（无）	
	（四）诊治经过	1. 就诊情况（当地）	
		2. 检查情况（血压显著增加）	

续表

问诊内容			是/否
一、现病史	（四）诊治经过	3. 治疗情况（硝苯地平）	
		4. 疗效情况（高血压稍有控制，头痛未缓解）	
	（五）一般情况	1. 精神状况（不是特别好）	
		2. 饮食情况（食欲差）	
		3. 大小便情况（量少）	
		4. 睡眠情况（差）	
		5. 体重情况（增加）	
二、既往史		既往有无合并慢性高血压、肾病等	
三、月经生育史	月经史	月经周期：月经规律，经期5~6天，月经周期28~30天	
	生育史	4年前自然流产一次；末次月经33周前	
四、家族史		母亲有高血压病史。一姐有妊娠期高血压疾病史	

重点查体（打钩）	是√/否O	重点查体（打钩）	是√/否O
1. 口唇颜色		6. 腹围测量	
2. 肺部听诊		7. 宫底高度	
3. 心脏听诊		8. 四步触诊	
4. 腹部触诊		9. 胎心率听诊	
5. 腹部听诊		10. 下肢水肿	

综合表现评分表

考核项目	评分标准	优秀	良好	合格	不合格	极差
		（相应评分处打钩）				
一、收集病史	1. 病史采集过程组织合理					
	2. 问诊清晰明确，容易回答					
	3. 合理使用开放性和封闭性问题					
	4. 合理使用澄清技巧（确认所采集的病史）					
二、沟通交流	1. 避免使用复杂难懂的医学术语					
	2. 适当停顿，给病人思考或提问的时间					
	3. 倾听并回应病人问题					
	4. 适当的非语言技巧（目光交流、肢体语言、语速和语调等）					
三、人文关怀	1. 尊重病人（着装整洁、礼貌称谓、保护隐私）					
	2. 同情和安慰					

案例八 室间隔缺损

情景地点：儿科病房

需要评估的能力：职业态度、基本理论、沟通技能、收集病史、体格检查、临床思维

考试时间：14 分钟

1. 任务简介

男孩，6 个月。因咳嗽就诊。

生命征：T 36.7℃，P 156 次 /min，R 50 次 /min，BP 80/45mmHg。

请你用 14 分钟的时间对病人进行病史采集、重点查体（模具），并结合所给信息（如有阳性体征，可采用提示卡给予）作出初步的主要诊断和鉴别诊断。

2. 病历摘要

男孩，6 个月。患儿 1 个多月前因“咳嗽”于当地医院就诊时发现心脏杂音，经超声心动图检查诊断为先天性心脏病，具体不详。患儿平素哭闹后有发绀，纳奶量 80~100ml/ 次，吸吮力可，每次哺乳时间接近 40 分钟，需要间歇 2~3 次，活动后多汗。10 天前接触呼吸道感染病人后出现咳嗽、气促，有痰，无发热，无持续发绀，纳奶量减少至 50~60ml/ 次，偶有呛吐。于院外口服头孢克肟及止咳化痰药物 1 周，症状无好转。起病以来精神欠佳，咳嗽影响睡眠，近 3 天尿量减少，大便正常。

个人史：患儿为第 1 胎第 1 产，胎龄 38 周足月顺产，母亲孕期无感染、用药及毒物接触史。出生体重 3.3kg，身长 50cm；现 5kg，身长 59cm。2 个月抬头，5 个月余翻身，目前不能独坐。2 个月逗笑，现对叫名字有反应。生后人工喂养，奶量如前所述，4 个月添加米粉。发现心脏杂音前按时接种疫苗，已接种卡介苗，未接种乙肝疫苗第二针。

既往史：1 个月前患肺炎 1 次，住院治疗 7 天，查体发现心脏杂音，具体诊断不详。

家族史：否认家族遗传病史及先天性心脏病家族史。

查体：T 36.7 ℃，P 156 次 /min，R 50 次 /min，BP 80/45mmHg，体重 5kg，身长 59cm，头围 39cm，胸围 40cm。精神反应稍差，前囟平软，颜面及下肢无水肿。呼吸促，口周略发绀，轻度鼻扇，三凹征（+），双肺呼吸音粗，双下肺可闻及细湿啰音及哮鸣音。心前区隆起，心尖搏动位于第 5 肋间左乳线外 1cm，胸骨左缘第 3~4 肋间可触及震颤，心左界最远点位于第 5 肋间左乳线外 1.5cm。胸骨左缘第 3~4 肋间可闻及 4/6 级全收缩期反流性杂音，向心前区广泛传导，P_2 增强，四肢末梢尚暖，无杵状指。腹软，肝肋下 3cm，剑突下 2cm，质软、边略钝，脾脏未及。余查体未见异常。

3. 标准化病人培训资料

（1）临床情境

患儿母亲自述：

我是小地方来的，26 岁，自己做个体生意，这是我的第 1 个孩子，离预产期 2 周生的，没有太多经验，生后奶水不足，给孩子喝的奶粉，4 个月加了米粉，吃得不算好。他吃奶比别的孩子费劲，都 6 个月了，一般一次也就能吃 80~100ml，中间得歇 2~3 次，吃一次奶得半小时到 40 分钟才能完成。我一直觉得孩子除了个头比别的孩子小一点，没有其他毛病。1 个月前孩子咳嗽总不好，去我们市里的医院看病，医生说孩子得了肺炎，心脏还有什么杂音，给孩子做了心脏超声的检查，发现了先天性心脏病（详细的病名我记不住了），等孩子肺炎好了，让我们上大医院治疗，那是我们孩子第一次得肺炎，住了 7 天医院。肺炎后这 1 个月的疫苗还没打，以前的都打了。这孩子平常看着挺精神的，就是个儿小，出生时6斤6两，现在半岁了也就10斤，看着跟人家满月的差不多。现在一逗就乐，叫他名字他还看你，上个月会翻身了，但还不会坐。孩子平常爱出汗，人家说是缺钙，皮肤挺白的，但哭得时间长了嘴唇有些发紫。这次来北京的大医院想做手术，结果路上着凉了，我和孩子都感冒了，咳嗽还挺厉害，听着嗓子里呼噜呼噜的，吃奶也比以前少了，真着急，我们给孩子吃了头孢和咳嗽糖浆，没怎么见好，精神头没以前好了，一顿也就吃奶50~60ml，偶尔还吐两口，尿也比以前少。我们家里人都挺好的，没听说其他人心脏有问题。

（2）剧本

医生："您好，我是×××大夫，了解一下您孩子的情况。"

患儿母亲："好的。"

医生："您这次是因为什么带孩子看病？"

患儿母亲："我们那里大夫说孩子有先天性心脏病，想来给孩子看看，结果来这里以后又感冒了。"

医生："什么时候发现的先天性心脏病？"

患儿母亲："大概1个月前。"

医生："怎么发现的？"

患儿母亲："1个月前孩子感冒了，去我们那儿的医院看病，医生一听，说是肺炎，还说心脏有什么杂音，结果发现了心脏还有问题。"

医生："具体是什么心脏病？您知道吗？"

患儿母亲："心脏有什么缺口，我也不太懂。"

医生:“您带了当地检查报告吗？”

患儿母亲:“哎呀！当时我想着大医院肯定得再查,就没带来。”

医生:“好的,是因为肺炎看病时发现的心脏问题。孩子平素脸或嘴唇紫过吗？比如哭的时候。”

患儿母亲:“以前没有注意,平常看着不紫,最近哭得厉害时嘴挺紫的。”

医生:“孩子吃奶怎么样,我是指一次能吃多少毫升？”

患儿母亲:“以前吃奶还行,一次能吃 90ml,最近这几天感冒了,吃得少了,也就 50~60ml 一次。”

医生:“吃一次奶得花多长时间？”

患儿母亲:“得半小时到 40 分钟吧。”

医生:“吃奶是一口气完成还是中间得歇几次喘口气？”

患儿母亲:“有时得歇 2~3 次。”

医生:“平常孩子爱出汗吗？”

患儿母亲:“特别爱出汗,总是潮潮的,吃个奶衣服都湿透了。”

医生:“您刚才说孩子最近又感冒了,这回什么时候开始感冒的？”

患儿母亲:“大概 10 天前。”

医生:“家里有其他人感冒吗？”

患儿母亲:“是,我也感冒来着。”

医生:“孩子有什么不舒服的表现？”

患儿母亲:“就是咳嗽。”

医生:“孩子发烧吗？”

患儿母亲:“好像不烧,我也没量。”

医生:“咳嗽有痰吗?”

患儿母亲:“我觉得痰挺多的,一喘气呼噜呼噜的。”

医生:“孩子呼吸费劲儿吗?”

患儿母亲:“我也看不出来,就觉得睡觉时他喘气比以前快。”

医生:“好,一会儿我给孩子听听。孩子睡觉踏实吗?”

患儿母亲:“最近咳嗽,晚上睡觉都睡不好。”

医生:“这次感冒用过什么药治疗?”

患儿母亲:“这两天吃过‘头孢’。”

医生:“觉得有好点吗?”

患儿母亲:“没有,好像越来越厉害了。”

医生:“最近孩子尿量怎么样?”

患儿母亲:“尿比以前少点。”

医生:“有没有发现孩子眼皮或者脚背肿?”

患儿母亲:“没有。”

医生:“孩子以前得过什么病?”

患儿母亲:“就1个月前那次医生说是肺炎,之前没得过病。我觉得他之前没啥大毛病。”

医生:“他得过几次肺炎?”

患儿母亲:“就这一次。”

医生:“孩子现在多大了?”

患儿母亲:“6个月了。”

医生:“这是您的第1个孩子吗?”

患儿母亲:“是的。”

医生:“他是足月生的吗?”

患儿母亲:“是吧,多久算足月?”

医生:“到预产期生的吗?”

患儿母亲:“哦,离预产期还有 2 个礼拜生的。”

医生:“哦,算足月。”

医生:“您怀孕早期有没有发烧、感冒?”

患儿母亲:“没有,我挺注意的。”

医生:“孕期用过什么药物吗?”

患儿母亲:“绝对没有。”

医生:“那您怀孕期间产检有没有什么异常?”

患儿母亲:“产检都挺好的。对了,我还想问问,您说这种心脏问题怎么就发现不了呢?”

医生:“有可能的,孕期产检毕竟是用超声隔着肚皮筛查,显示的清晰度跟您的身体条件、孩子的状态、检查者的经验都有关,并不能保证发现所有的问题。”

患儿母亲:“哦。”

医生:“当时孩子是自己生的还是剖的?”

患儿母亲:“是自己生的。”

医生:“出生后孩子有窒息缺氧吗?”

患儿母亲:“没有吧,生完第二天就让回家了。”

医生:“孩子出生体重多少?”

患儿母亲:“出生时 6 斤 6 两。”

医生:“现在体重是多少?”

患儿母亲:“刚够 10 斤。我一直觉得他别的都挺好,就是个儿有点小，医生您说这跟他没怎么吃过母乳有关吗？因为我的奶不多，我们一直都是喂奶粉的，没有坚持母乳喂养，我是不是耽误了孩子？”

医生：“您不要太自责，孩子体重长得不好可能主要和他的先天性心脏病有关，您不是医生，也很难在早期发现他的问题，这都是可以理解的。您现在带他来看病已经很及时了，咱们把孩子的病弄清楚，治好了体重慢慢会长的。”

患儿母亲：“哦，谢谢医生。”

医生：“孩子现在加辅食了吗？”

患儿母亲：“辅食加了，4 个月开始就加了点米粉。”

医生：“您觉得孩子发育正常吗？”

患儿母亲：“您指的什么方面，体重就是一直不长。”

医生：“比如说，孩子什么时候会翻身的。”

患儿母亲：“哦，最近 1 个月会翻身了。”

医生：“现在会坐吗？”

患儿母亲：“不会，最近总抱着，还不会坐。”

医生：“能逗笑吗？”

患儿母亲：“能，早就能了。”

医生：“疫苗都按时打了吗？”

患儿母亲：“打了，不过最近 1 个月说孩子有心脏病，最近这次乙肝疫苗没有打。”

医生：“孩子接触过肝炎、结核或其他传染病病人吗？”

患儿母亲：“没有。”

医生：“家里有什么遗传病吗？比如心脏病。”

患儿母亲:“没有,我家里人都挺健康的。我一直想不明白,怎么他就得了先天性心脏病呢?家里人都怪我怀孕的时候有时不好好吃饭,您说这有关系吗?”

医生:“您先别着急,目前认为先天性心脏病的发生和很多因素有关,遗传只是一方面,不一定会有很多家庭成员都患病,一般来说,跟您孕期的饭量也没有直接关系。”

患儿母亲:“哦。”

医生:“我说一下孩子情况,您看有什么需要补充的,孩子1个月前得肺炎时发现心脏杂音,确诊了先天性心脏病,具体的类型您不清楚,孩子平常不紫,哭闹后会有青紫,平素吃奶比较费力,体重增加不满意,最近10天有咳嗽,痰多,呼吸增快,吃了头孢没有好转。得过1次肺炎。对吗?”

患儿妈妈:“是这样。”

医生:“好的,下面我给孩子做一下查体,看看孩子情况。”

4. 评分表

SP 考站评分表

问诊内容评分项目（打钩）	是√/否0	问诊内容评分项目（打钩）	是√/否0
1. 自我介绍		4. 是否伴有喘息、呼吸困难	
2. 如何发现先天性心脏病（咳嗽）		5. 是否伴有发热	
3. 此次咳嗽诱因		6. 是否有尿少/水肿	

续表

问诊内容评分项目（打钩）	是√/否O	问诊内容评分项目（打钩）	是√/否O
7. 有无多汗		13. 是否足月	
8. 有无发绀		14. 母亲孕期情况	
9. 吃奶情况（量、完成时间、有无间歇）		15. 出生体重及体重增长情况	
10. 院外检查情况		16. 智力运动发育情况	
11. 院外治疗及效果		17. 是否母乳喂养、添加辅食	
12. 既往肺炎次数		18. 家族心脏病史	

重点查体项目（打钩）	是√/否O	重点查体项目（打钩）	是√/否O
1. 皮肤发绀		6. 心界叩诊	
2. 鼻扇及三凹征		7. 心脏听诊（心率、P_2、杂音）	
3. 肺部啰音		8. 周围血管征	
4. 心脏视诊		9. 肝脏触诊	
5. 心前区震颤		10. 下肢水肿	

问诊综合表现评分（见评分内涵表）	分值	查体综合表现评分	分值
1. 收集病史技巧		1. 系统规范	
2. 交流技巧		2. 重点明确	
3. 医患关系		3. 查体技巧	

诊断与鉴别诊断	分值	得分
主要诊断：1. 先天性心脏病；室间隔缺损；心力衰竭 2. 支气管肺炎		
鉴别诊断：动脉导管未闭		
鉴别诊断：支气管异物 / 肺结核		

案例九　秋季腹泻

情景地点：儿科门诊

需要评估的能力：职业态度、基本理论、沟通技能、收集病史、体格检查、临床思维

考试时间：10 分钟

1. 任务简介

男性患儿，10 月龄。腹泻门诊就诊。

生命征：T 36.1℃，P 175 次 /min，R 58 次 /min，BP 55/35mmHg。

【其他重点体征：体重 9kg，精神萎靡，表情淡漠。皮肤弹性极差，前囟和眼窝深凹陷，口唇黏膜极干燥。双肺未闻及干湿性啰音。心率 175 次 /min，律齐，心音可，未闻及病理性杂音。腹软，微胀，肝、脾肋下未触及，肠鸣音活跃。】

请你用 10 分钟的时间对病人家属进行病史采集。

2. 病历摘要

主诉：因腹泻 3 天就诊。

现病史：3 天前无明显诱因开始腹泻，初起时为黄色糊

状便，后转变为黄色稀水样便，带少量黏液，不臭。大便10~20次/d，每次量较多。病初间断呕吐，共10余次，呕出物为未消化的奶液，不含黄绿色样物。1天前，进食量显著下降，精神逐渐变差，面色逐渐变成苍灰色，食欲显著降低，出现腹胀，烦躁哭闹不止，哭时无泪，尿量明显减少。半天前出现皮肤干冷，精神极度萎靡。发病以来明显消瘦，体重减轻1kg左右。不发热。夜间休息差，小便减少，色黄。

既往史：患儿2月龄左右面颊部发生“湿疹”，5月龄时基本消失。无长期用药史，无药物过敏史和明确的食物过敏现象，无外伤和手术史。

个人史：患儿系1胎1产，足月顺产，出生体重3800g。生后1月龄前纯母乳喂养，后改为婴儿配方奶粉人工喂养，5月龄时添加蛋黄、果汁等，现能进食烂面条、肉松、果泥等，食欲好，无偏食习惯。按时接种过卡介苗、乙肝疫苗、麻疹疫苗、百白破三联疫苗和口服脊髓灰质炎糖丸。

家族史：患儿母亲18岁时患过“黄疸型肝炎”，父亲体健，父母双方家族中无其他疾病史。

3. 标准化病人培训资料

（1）临床情境

我是宝宝的奶奶，宝宝由我照顾。3天前没有什么原因，宝宝开始拉肚子，开始是黄色糊状大便，不臭，有一点儿鼻涕一样的黏丝，没有血，后来变成像鸡蛋汤一样，一天10~20次，每次量较多。刚得病时，宝宝还吐没消化的奶，一共有10多回。宝宝一直没发烧。孩子不舒服，爱哭闹，开始哭还有眼泪，1天前（昨天）开始就干哭没眼泪。昨天尿就少，今早到现在还没尿。也是从昨天起宝宝就不怎么吃东西了，肚子比平常胀，脸色不好（灰白色），精神也越来越差，晚上休息很差，一会儿哭一会儿闹。这几天体重减轻1公斤。宝宝不舒服后，我们去过门口的诊所、社区卫生院，也上过网，大家说得五花八门，我们自己在药店买的“阿莫西林”和“泻立停”，吃了2天，后来用了私人诊所止泻的肚脐贴，没有一点儿作用。我开始没在意，觉得少吃点就行，这两天看孩子越来越不精神，真是着急。

（2）剧本

医生：“您好，我是×××医生，来了解孩子的情况（态度和蔼可亲）。”

家长：“好的。”

医生：“您是患儿的什么人？”

家长：“我是宝宝的奶奶。”

医生：“您对孩子这次的病情了解吧？”

家长：“这孩子日常都是我一手照顾，情况我都清楚（自信的表情）。”

医生：“孩子主要有什么不舒服呀？”

家长：“就是拉肚子嘛！开始我不当一回事，认为凭经验少吃点就好了（懊恼的表情）。”

医生：“多长时间了？”

家长：“都已经3天了！大夫，您看这病要紧不？”

医生：“您先别紧张，我们会尽快给孩子诊断和治疗。”

家长：“拉肚子止不住呀，吓死人了！”

医生：“能估计是什么原因引起的吗？”

家长:“没觉得有啥原因呀！宝宝最近都好好的,没感冒、发烧呀。”

医生:“请把孩子腹泻的具体情况说说,好吗？”

家长:“宝宝3天前开始拉肚子,昨天就不怎么吃了,精神也没原先好,脸色也不好看。大夫,我听人说‘脸色不好看、疾病恢复慢！’,是不是脸色不好的不好治？”

医生:“好的,我们会注意这点的,那大便什么样？”

家长:“开始的时候黄黄的,糊糊的,后来变成像鸡蛋汤一样。”

医生:“每天有多少次？”

家长:“嗯……让我算算,得有10多次,不超过20次的样子。”

医生:“每次量多不多？”

家长:“多！可多了！一拉一大摊,有时从尿不湿旁边都漏出来了！”(手势比划情景,观察考生有无嫌弃、厌恶或下意识躲避反应)

医生:“大便臭不臭？”

家长:“闻起来倒不臭。”

医生:“大便里有没有黏液状或血丝样的东西？”

家长:“呀！大夫,你可问对啦！就是有一丁点儿像鼻涕一样的黏丝丝,血丝倒没发现！”

医生:“孩子有没有呕吐的情况？”

家长:“一开始时就吐,一共有10多回了,吐出来的都是没消化的奶。”(手势比划情景,观察考生有无嫌弃、厌恶或下意识躲避反应)

医生:“跟平常比,肚子胀不胀?”

家长:“咋不胀!胀得像个小鼓,光哭闹。”(拍自己腹部)

医生:“哭闹时有没有眼泪?”

家长:“开始哭还有眼泪,昨天开始就干哭没眼泪。”

医生:“尿量或次数怎么样?”

家长:“开始吧尿也不少,昨天就少多了,今早到现在还没尿呐!这可咋办呀!”(拍腿动作,着急、难过的表情,观察考生有无安抚言行)

医生:“您先别着急!孩子得病后到什么地方看过?”

家长:“哎!到处去看病!(叹息)门口的诊所也去过,社区卫生院也看过,他爸在网上也咨询过,说啥的都有!有的说是脾胃虚弱,有的说是积食了,有的说是受凉了,有的建议吃‘消化药’,有的说得加点‘消炎药’,我们当时都慌了!”(无可奈何的表情,观察考生反应)“我老头还找了个在肚脐上贴膏药治疗腹泻的私人诊所的医生给娃看病,排了半天队,2 分钟就把我们打发了,买了一大盒肚脐贴,没有效果,越拉越重。”(絮絮叨叨、滔滔不绝,观察考生有无及时、善意制止的技巧)

医生:“孩子生病要到专科诊治。好啦,咱先不说这些,您想想都用过什么药?”

家长:“自己在药店买的‘阿莫西林’和‘泻立停’,吃了 2 天,后来就是肚脐贴,没有一点儿作用。”

医生:“孩子发热吗?”

家长:“宝宝不发烧,我一天都量好几次体温(自信的表情）。”

医生：“生病后孩子精神反应、脸色等情况怎么样？”

家长：“精神是越来越差，全身没一点力气，脸色也不好，灰白灰白的，看着挺吓人的！”

医生：“发病后吃东西怎么样？”

家长：“没胃口，看见奶瓶直摇头，不怎么吃了。”

医生：“孩子瘦了吗？”

家长：“我感觉宝宝瘦了一圈，体重少说也能减1公斤左右。”

医生：“孩子夜间休息好吗？”

家长：“晚上休息很差，一会哭一会闹的！”

医生：“孩子平常体质好不好？”

家长：“平常体质好着呢！长这么大，从来没‘感冒’，也没发过烧（骄傲地）。”

医生：“您再想想，孩子得过什么病？有没有对食物和药物过敏的情况？”

家长：“没得过啥病呀！（思索地）2个月大左右脸上有‘湿疹’，5个月大时基本退了，不知道这些算不算？（疑惑地）也没发现对啥药或吃的东西过敏呀。”

医生：“这孩子是第几胎？”

家长：“第一胎。”

医生：“出生时月份够不够？”

家长：“生的时候比预产期早1礼拜左右！”

医生：“出生顺利吗？”

家长：“出生顺利。”

医生:“生下来多重？”

家长:“体重是 7 斤 6 两。”

医生:“请您说一下出生后喂养的情况吧。”

家长:“生后吃妈妈的奶,满月后换成配方奶粉,5 个月大时开始加薄粥及蛋黄、果汁等。现在能吃烂面条、肉松、果泥等,胃口好,不偏食。”

医生:“我想再了解一下小儿生长发育的情况？比如多大会抬头、会笑、翻身等等？”

家长:“宝宝 3 个月能竖头、会笑。4 个月会翻身,6 个月能自己坐稳,8 个月能叫‘妈妈’。现在能爬,扶住能站一小会儿。”(满意地,如数家珍地)

医生:“都预防接种过哪些疫苗？”

家长:“那都是按预防接种本上的时间准点儿去的,卡介苗、乙肝疫苗、麻疹疫苗、百白破三联疫苗和糖丸都没落下。”(自信地,毋庸置疑地)

医生:“孩子爸爸妈妈及双方家族中有没有其他病史？”

家长:“宝宝爸爸身体健康,听宝宝妈妈说她 18 岁上大学时患过‘黄疸肝炎’,双方家族中没听说过有啥大病和慢性病。”

医生:“已经问了您不少问题,我们总结一下,3 天前无明显诱因孩子开始腹泻、呕吐。大便 10~20 次 /d,每次量较多。近 1 天精神逐渐变差,食欲显著降低,出现腹胀,烦躁哭闹,哭时无泪,尿量明显减少,体重减轻 1kg 左右。对吗？”

家长:“是的。”

医生："谢谢您的合作，我们会尽快诊治孩子的疾病。"

家长："好的，谢谢大夫！"

4. 评分表

SP 考站评分表

基本情况：患儿，男性，10 月龄。因"腹泻"门诊就诊。
要求：请您围绕以上基本情况，询问病人家属现病史及重要的相关内容。
时间：10 分钟

评分标准			完成情况
问诊内容			是 / 否
一、现病史	（一）发病情况	1. 腹泻首次发作时间（3 天前）	
		2. 起病诱因（无明显原因）	
	（二）主要症状特点及其发展变化情况	1. 粪便的性状（开始黄糊状，后像鸡蛋汤）	
		2. 发病后粪便的次数（每天 10 多次）	
		3. 粪便量（较多）	
		4. 粪便的内容物（黏丝丝，无血丝）	
		5. 粪便的气味（不臭）	
		6. 病情变化情况（逐渐加重）	
	（三）伴随症状	1. 有无呕吐（呕吐 10 余次）	
		2. 有无腹胀（有腹胀）	
		3. 眼泪和尿量变化（眼泪和尿量逐渐减少）	
		4. 有无发热（无发热）	

续表

问诊内容			是/否
一、现病史	（四）诊治经过	1. 就诊情况（诊所、社区卫生院）	
		2. 治疗情况（先自服“阿莫西林”“泻立停”，后用肚脐贴）	
		3. 疗效情况（无效）	
	（五）一般情况	1. 精神状况（差）	
		2. 饮食情况（食欲明显降低）	
		3. 体重变化（减少 1kg 左右）	
		4. 睡眠情况（睡眠差）	
二、既往史		1. 2个月时患“湿疹”	
		2. 过敏史（无药物和食物过敏史）	
三、个人史	1. 出生史	足月顺产	
	2. 喂养史	正常（生后1个月吃母乳，满月后换成配方奶粉，5个月开始加稀粥及蛋黄、果汁等，现在能吃烂面条、肉松、果泥等）	
	3. 生长发育史	正常（3个月竖头、会笑，4个月会翻身，6个月能坐稳，8个月能叫“妈妈”）	
	4. 预防接种史	按时接种	
四、家族史		父亲（体健），母亲（曾患“黄疸型肝炎”）	

综合表现评分表

考核项目	评分标准	优秀	良好	合格	不合格	极差
		（相应评分出打钩）				
一、收集病史	1. 病史采集过程组织合理					
	2. 问诊清晰明确，容易回答					
	3. 合理使用开放性和封闭性问题					
	4. 合理使用澄清技巧（确认所采集的病史）					
二、沟通交流	1. 避免使用复杂难懂的医学术语					
	2. 适当停顿，给病人思考或提问的时间					
	3. 倾听并回应病人问题					
	4. 适当的非语言技巧（目光交流、肢体语言、语速和语调等）					
三、人文关怀	1. 尊重病人（着装整洁、礼貌称谓、保护隐私）					
	2. 同情和安慰					

案例十　抑郁症（精神专科）

情景地点：精神科门诊

需要评估的能力：职业态度、基本理论、沟通技能、收集病史、临床思维

考试时间：14 分钟

1. 任务简介

女性，60 岁，大学文化，既往从事管理工作，已退休。因情绪低落来诊。

生命征：T 37.0℃，P 75 次 /min，R 18 次 /min，BP 110/92mmHg。

请你用 14 分钟的时间对病人进行病史采集、重点查体（模具），并结合所给信息（如有阳性体征，可采用提示卡给予）作出初步的主要诊断和鉴别诊断。

2. 病历摘要

女性，60 岁。情绪低落 3 年。病人在 3 年前丧偶后逐渐出现情绪低落，自觉终日高兴不起来，兴趣活动减少，不愿和别人接触，感觉内心压抑。夜间睡眠差，不易入睡、早醒，晨起时情绪低落明显，不知道时间要怎么过。感觉生活没有意义，外出旅游时情绪有所缓解，但是回家后仍然无改善，不想做事情，感觉精力不如从前。1 年多以前曾到医院门诊就诊（具体诊疗信息不详），自诉坚持口服药物 4 个月后感症状无改善未再服药，仍有夜间睡眠差，时常独自哭泣，感到生活没有希望，有轻生的想法，觉得自己没有价值，拖累了家人，称如果死了自己会感觉轻松，但是想到自己的家人，觉得如果自己死了就对不起他们，让他们伤心，未出现过自伤、自杀等行为。近 1 个月病人上述症状仍然明显，现为进一步治疗来门诊。自患病来，病人精神差，近 1 周每天都不能很好入睡，有时整夜未睡，没有食欲，大小便次数减少，体重明显下降，约 9kg。

既往史：平素体健，否认神经精神疾病史，无头颅外伤或手术史，未长期服用任何药物。无烟酒嗜好。夫妻关系和睦，有一子，体健。3 年前丈夫下班途中意外车祸身亡，病人悲痛不已。父母两系三代均无神经精神病病史。

3. 标准化病人培训资料

（1）临床情境：参照病历摘要。

（2）剧本

医生："李女士，您好，我是 ××× 医生，这次来是想简单了解一下您的情况。"

病人：（沉默不语，低头，不看医生）

鼓励病人说话

医生："您来医院，我特别希望能帮到您，所以希望您能尽量配合我，好吗？"

病人：（轻微点头）

医生："请问您这次为什么来看病？"

病人（低头短暂沉默后，轻声回答）："我心情不好，觉得很痛苦。"

医生："您这样有多久呢？"

病人（叹气，语言缓慢）："可能有 3 年了。"

医生："您认为可能是什么原因导致的呢？"

病人（神色悲伤）："我爱人走了，我特别伤心难过。"

关心、同情病人

医生（关切地看着病人）："我觉得很遗憾，我也特别理解您的心情。"

医生："你这 3 年一直都这样，还是断断续续的？"

病人："一直都很伤心，而且我觉得这种痛苦越来越明显了。"

医生:“那您的这种心情不好具体能描述一下吗？”

病人（神色痛苦，语速缓慢）:“我爱人走了以后，我就情绪低落，什么事情都高兴不起来，心里面永远都压着块大石头，特别压抑，没法形容。”

医生:“除了觉得不高兴和压抑，还有其他什么表现吗？”

病人（声音低沉，语速缓慢）:“我以前还挺喜欢和朋友聚会的，现在心情不好，聚会也觉得没兴趣，根本不想和人打交道，就想一个人待着，经常一个人哭个不停，什么事情都没兴趣做了。”

医生:“有感觉特别疲劳吗？”

病人:“确实，总是觉得累，精力大不如前，所以就更不想和别人说话了。”

医生:“这种不高兴的情绪什么时候会觉得特别明显呢？”

病人:“早上起床的时候最明显。”

医生:“有什么情况能让你高兴一点儿呢？”

病人（语速缓慢）:“前年冬天我儿子带我去海边旅游散心，换了个环境，我好像轻松了一点点，但是一回家，心情就又沉重了。”

医生:“你还有其他什么情绪异常吗？”

病人:（沉默不语）

医生:“李女士，你已经说到了你觉得伤心、压抑、没有兴趣活动、不愿与人接触和觉得劳累，都是非常重要的信息，我们特别想帮助你，你愿意再多回答几个问题吗？”

鼓励病人说话

病人（缓缓地说）:“你帮不帮我都无所谓，

从我爱人走了，我就死心了，生活已经没有希望了。”

医生：“你有觉得自己活得没有价值吗？”

病人：“我经常有这个感觉。”

医生：“你这样想的时候，觉得对不起家人吗？”

病人：“我很惭愧，我没有用，就是我儿子的累赘，都是我拖累了他。”

医生：“你想过自杀吗？”

病人：“想过。”

医生：“什么时候？”

病人：“1 年多前，我想过自杀，死了我就轻松了。”

医生：“有付诸行动吗？”

病人：“没有，我怕我真死了，我儿子会承受不了。”

医生：“这个情况之前有看过医生吗？”

病人：“1 年前在你们医院看过的。”

引证核实就医情况

医生：“当时有做什么检查吗？”

病人：“头部做了个检查，好像叫 MRI，说是没什么问题。”

医生：“还有其他检查吗？”

病人：“记不得了。”

医生：“当时医生告诉你是什么病了吗？”

病人：“名字没记清。”

医生：“怎么治疗的？”

病人：“开了吃的药。”

医生：“记得药名吗？”

病人：“不止一种药，记不清楚了。”

医生：“吃了多久呢？”

病人（思考片刻后）：“最多4个月吧。”

医生：“医生让停药的吗？”

病人（摇头）：“我不想吃了。”

医生：“吃药有效果吗？”

病人：“不觉得有改善，所以才不想吃了。”

医生：“还看过其他医生吗？”

病人：“就是这次来看病了。”

医生：“生病以来，睡眠怎么样呢？”

病人：“很差，晚上睡不着，早上很早就醒了。”

医生：“饮食呢？”

病人：“不太想吃东西。”

医生：“体重有什么变化吗？”

病人：“瘦多了，刚刚在医院称的，轻了9公斤了。”

医生：“前面我问过了你睡眠、饮食和体重的情况，我还要问一下，你生病以来大便怎么样？”

简单小结过渡，避免重复提问

病人：“可能次数比以前少了吧。”

医生：“小便呢？”

病人：“次数也少了一点点。”

医生：“除了这次的情况，我还要问一问你过去的身体情况，请您继续配合我，好吗？”

病人：（点头）

医生：“你以前身体状况怎么样？”

病人：“还可以。”

医生：“有得过神经系统方面的疾病吗？比如手脚行动不便、麻木、瘫痪什么的。”

病人：“没有。”

医生：“除了这次情绪不好，有其他的思维或者行为异于常人的时候吗？”

病人：“应该没有，我以前都很好。”

医生：“有长期吃什么药物吗？包括保健品之类的。”

病人：“没有。”

医生：“头部受过外伤吗？”

病人：“没有。”

医生：“头部做过手术吗？”

病人：“从来没有。”

过渡语，取得病人配合

医生：“我还要了解一点您个人生活的情况，个人的生活习惯也可能和这次的疾病有一些关联。”

医生：“您喝酒吗？”

病人：“从不喝。”

适当解释，取得配合，不令病人觉得唐突

医生：“下面这个问题可能比较唐突，可是非常重要，我们必须要厘清，请您务必认真回答。”

医生：“您有使用过任何会上瘾的药物或者其他物质，就是通常所说的吸毒吗？”

病人：“当然没有！”

医生：“我们知道同一家族可能发生同样的疾病，所以我还要问一问您亲属的情况。”

医生：“您的家人里有任何人出现过和你这次类似的情况吗？”

病人：“没有。”

医生：“您的家人有出现过其他的思维或者行为异常吗？”

病人:“没有”

医生:“根据你刚刚说的情况,我总结一下。你这次来看病,主要是因为自从你爱人过世后的3年来,你一直情绪低落,表现在觉得伤心、压抑、没有兴趣活动、不愿与人接触和觉得劳累。晨起时最明显,旅游可以减轻。同时你还觉得生活无望,自己没有价值,拖累家人,曾经有轻生的念头,但没有行动过。1年多以前曾经在我们医院看过病,吃了4个月的药,效果不好就自行停药了。患病以来,睡眠差,食欲不佳,体重下降,大小便次数减少。你过去身体健康,没有得过相关疾病,没有头部外伤和手术,个人和家族也没有特殊。我说的对吗?”

病人:“对的。”

医生:“您还有其他想要补充的吗?都可以和我聊一聊。”

病人:“没有了。”

医生:“好的,那么今天我的询问就告一段落了,谢谢。”

4. 评分表

SP 考站评分表

考生姓名: 考号: 总得分: 总得分 = 问诊内容得分 + 问诊技巧得分	
问诊内容得分: 分	
问诊内容总分	
一、现病史	
检查者自我介绍	
主要症状:情绪低落	
起病时间:3年前	

续表

起因：意外丧偶	
病情进展：逐渐加重	
核心症状 1：感觉内心压抑、高兴不起来	
核心症状 2：兴趣活动减少，不愿与人接触	
核心症状 3：劳累感增加，感觉精力不如从前	
情绪特征 1：晨起时情绪低落最明显	
情绪特征 2：外出旅游时有所缓解，但回家后无改善	
主要症状 1：感到生活没有希望，前途暗淡	
主要症状 2：觉得自己没有价值	
主要症状 3：觉得自己拖累了家人	
主要症状 4：1 年多以前出现轻生的想法	
常见症状 1：夜间睡眠差，入睡困难，早醒	
常见症状 2：食欲下降	
常见症状 3：体重下降约 9kg	
阴性症状 1：无自伤、自杀行为	
阴性症状 2：无注意力不集中	
诊疗经过 1：1 年多以前我院门诊就诊	
诊疗经过 2：头部 MRI 检查无异常	
诊疗经过 3：口服药物 4 个月后自行停药	
诊疗经过 4：症状无改善	
一般状况：大小便次数减少	
二、既往史	
无神经疾病史	
无精神疾病史	

续表

未长期服用任何药物	
无头颅外伤史	
无头部手术史	
三、个人史	
不饮酒	
无吸毒史	
四、家族史	
无精神疾病家族史	

问诊技巧总分		
说明：每条技巧评分标准如下。得分范围1~5分，介于最差和一般之间为2分，介于一般和最好之间为4分。只有整分，没有0.5分		
问诊技巧得分：　　分		
一、收集资料的技巧		
5分（最好）	3分（一般）	1分（最差）
组织安排合理，提问目的明确，重点突出，能按顺序提问，问题清楚：由一般提问开始（你哪里不舒服？）或直接提问（你痛了多长时间？是钝痛还是锐痛？），让病人思考清楚，真实回答。引证核实资料时，应用以下提问，例如“你提到对青霉素过敏，用后究竟有什么反应？” 小结：应用小结技巧	组织安排一般，提问有时遗漏，然后再重新追问。部分问题欠清楚，有时用了诱导性提问（如：你从来没有这种症状是吗？）、暗示性提问或连续性提问（如：你有心脏病、高血压、糖尿病、癌症的家族史吗？） 小结欠佳或没有小结	组织安排不合理，提出问题不明确和（或）重复提问，问题不清楚，难于回答，未能引证核实资料

续表

二、交流的技巧		
5分(最好)	3分(一般)	1分(最差)
语言通俗易懂,避免难懂的医学术语或行话,主动鼓励病人提问,既能获得更多的信息,又能弄清原来的信息。使用体态语言正确,如适当的视线接触。适当使用鼓励性语言,如“继续讲,我明白”等,鼓励病人说出病史,不打断病人,适当应用停顿技巧	谈话中有时出现专业用语或行话。有时打断病人或有较长而尴尬的停顿。不能抓住时机及时鼓励病人提问	谈话中多次出现专业用语或行话,检查者不给病人提问的机会,出现不适当的体态语言,如用笔频繁敲击桌面
三、医师的态度、融洽的医患关系		
5分(最好)	3分(一般)	1分(最差)
穿着整洁的工作服,尊重病人,态度认真。关心、同情病人,使病人感到舒服,建立了良好的医患关系	工作服不够整洁,不够尊重病人,无明显的同情心,也无责备和厌烦病人的言行。不能时时使病人感到舒服	衣着脏乱。言行使病人感到不舒服,不尊重病人

案例十一 焦虑障碍(精神专科)

情景地点:精神科门诊

需要评估的能力:职业态度、基本理论、沟通技能、收集病史、临床思维

考试时间：14 分钟

1. 任务简介

李女士，34 岁，大学讲师。莫名其妙担心，紧张，坐卧不安。

生命征：T 36.4℃，P 86 次 /min，R 20 次 /min，BP 120/80mmHg。

请你用 14 分钟的时间对病人进行病史采集，并结合所给信息（体检情况）作出初步的主要诊断和鉴别诊断。

2. 病历摘要

女性，34 岁，大学讲师。1 年前开始无来由担心孩子和家人的安全，怕他们出事，担心家里经济状况难以为继（但家里是中产阶级，丈夫和她工作稳定，家里也没有发生经济上需要开销的重大变故），担心自己工作能力不够，害怕不能胜任现在的工作，怕出差错（实际上病人一直工作能力很强，也从未出过差错）。一开始还能勉强应付家务，坚持上班，但这种担心并没有缓解，反而越来越重，以至于一天到晚感到提心吊胆，惴惴不安，担心的事情也越来越多，越来越模糊，以至于后来都说不上具体的担心，但担心总是在折磨她自己。除了担心，还一阵阵心悸，坐立不安，感到肌肉紧张或头晕、头痛，做事情不能集中注意力，睡眠失去规律，白天瞌睡，晚上失眠，近 3 个月一直请假在家，家务也不做，但仍不缓解，遂来院就诊。

既往史：无明确的重大躯体疾病史。

个人史：兄妹三人，行二。有一哥一弟，均已成家立业。自幼聪明好学，凡事要强但不与人相争。性格内向，朋友少。无烟酒嗜好，无毒麻药接触史，无冶游史。

月经、婚育史：经人介绍结婚，丈夫从事金融行业。夫妻关系稳定，育1女，6岁，上小学1年级。月经规律，无异常现象。

家族史：否认家族遗传病史和精神病史。

查体：未见异常。

3. 标准化病人培训资料

（1）临床情境：参照病历摘要。

（2）剧本

医生："× 女士，您好，我是 × 医生，请问我有什么可以帮助您的吗？"

病人："是的，我痛苦死了！我总是对很多事情不放心，这让我什么事情都干不下去。"

医生："哦，能具体说说吗？"

病人："就是一天到晚，总担心有什么不好的事情会发生，或者有什么地方出了差错，让我难以安心，干什么事情都不能集中精力。"

医生："确实有什么值得担心的事情发生过吗？或者确实有什么危难临头？"

病人："我也知道，到目前为止，什么事情都没有。家里人也总是这样劝我，可是我就是控制不住地担心，控制不住地往坏里想。就是，明明知道没有什么可担心的，但是那种担心的感觉总是实实在在地挥之不去。您能理解吧？"

医生："我确实听不少病人有这样的感觉，那的确是非常让人苦恼的体验。"

病人："是的，根本无法摆脱。我一天到晚生活在惴惴不安当中。家里人一开始还劝慰我,现在他们都开始尽量躲着我了,我能感觉出来。这样倒也好,我觉得我就是精神上出毛病了,根本不是劝两句就能解决的。”

医生:“除了惴惴不安,还有什么让您感觉烦恼?”

病人:“就是紧张,总感觉坐也不是,站也不是,躺着也不是。静不下来。另外,一阵阵的心慌,有时候担心到心都要跳出来的感觉,手心出汗,还有手抖。担心没有那么厉害的情况下,这些稍微好一点。有时候特别严重的发作一阵以后,会有头晕甚至感到头痛。”

医生:“这种情况一直如此吗?从什么时候开始的?”

病人:“一开始的时候,只是觉得莫名其妙的担心多了,还能勉强做家务、上班。但越来越严重,最近 3 个月,我什么事情都干不了了。现在休假在家,连点简单的家务都完成不了。”

医生:“从什么时候开始有担心的?您刚才说那个时候还能上班?”

病人:“大概 1 年前吧。”

医生:“怎么就开始担心了呢?你觉得有什么相关的事情会引起你这样担心吗?”

病人:“好像没有什么重要的事情,事实上,我也不能确切地回忆到底从什么时候开始的,就是觉得莫名其妙,担心越来越多了。”

医生:“哦,开始的时候都担心些什么?”

病人:“刚开始,就是担心身边的人,我丈夫、我女儿。怕他们会生病,怕他们可能出事,担心家里会变穷,担心工作保不住,很多。但没有现在这样强烈,那个时候,强忍着,还是能完成一些事情的,现在不行了。”

医生:“患病对你的生活起居、饮食、睡眠有影响吗?”

病人:“睡觉不好,经常该睡的时候睡不着,睡着了,也不踏实,梦多,容易醒。白天有时候打瞌睡。”

医生:“除了这些,还有没有其他让您困扰的事情?”

病人:“有时候觉得对不起家人,感觉自己连累了他们。”

医生:“心情怎么样?”

病人:“很糟糕,主要是为这些莫名其妙袭来的担心发愁,如果我不担心了,就没有这些烦恼了。”

医生:“有没有连续好多天情绪低落、不得缓解的时候?”

病人:“没有这种情况,偶尔会觉得连累了家人。心情总是在担心中。”

医生:“那有没有心情特别好,以至于一天到晚都开心,也不担心这那的情况?”

病人:“我盼着有这么一天。”

医生:“过去呢,还没有这些担心的时候,有没有连续好几天以上,有心情高兴过头的感觉?”

病人:“没有。”

医生:“在过去的日子里,有没有过一些平常经历不到的体验,比如凭空听到有人跟自己说话,但找不到说话的人?”

病人:“没有。”

医生:“有没有感觉周围人对你不怀好意、跟踪你或要迫害你,或者感觉自己守不住秘密了这样的体验?”

病人:“没有。”

医生:“记忆力有下降吗?”

病人:“没有。但是,我不能集中精力做事情了。什么事情都干不下去。”

医生:“有这些情况,有没有过寻求治疗?”

病人:“一直忍着,实在忍不下去了,今天是头一次看精神科。”

4. 评分表

SP 考站评分表

问诊内容评分项目(打钩)	是√/否0	问诊内容评分项目(打钩)	是√/否0
1. 自我介绍		8. 附加表现:运动不安	
2. 主诉		9. 附加表现:其他	
3. 核心表现:焦虑		10. 烟酒以及精神活性物质使用史	
4. 临床表现		11. 既往躯体疾病史	
5. 起病情况		12. 个人史	
6. 起病诱因		13. 月经、婚育史	
7. 起病以来病情发展变化		14. 家族史	

重点查体项目（打钩）	是√/否O	重点查体项目（打钩）	是√/否O
1. 焦虑心境的探查		6. 精神病性症状排查	
2. 运动性不安探查		7. 其他认知症状排查	
3. 社会功能影响探查		8. 自知力探查	
4. 附加症状探查		9. 意识与定向	
5. 情感障碍鉴别探查		10. 其他精神症状排查	

问诊综合表现评分（见评分内涵表）	分值	查体综合表现评分	分值
1. 收集病史技巧		1. 系统规范	
2. 交流技巧		2. 重点明确	
3. 医患关系		3. 查体技巧	

诊断与鉴别诊断	分值	得分
主要诊断：广泛性焦虑障碍、睡眠障碍		
鉴别诊断：情感障碍（抑郁发作）		
鉴别诊断：惊恐障碍		
鉴别诊断：强迫障碍		

案例十二　重性抑郁性障碍（精神专科）

情景地点：精神科门诊

需要评估的能力：职业态度、基本理论、沟通技能、收集病史、临床思维

考试时间：14 分钟

1. 任务简介

男性，27 岁，博士研究生。心情低落、精力疲惫、睡眠差，伴自杀企图。

生命征平稳，查体未发现明显异常。

2. 病历摘要

男性，27 岁，研究生。半年来感觉疲惫、没有精力、心情郁闷、失眠、多梦，加重伴自杀企图 1 个月就诊。半年前病人面临毕业，但感觉一天到晚疲惫，无精打采，做事情提不起精神，论文撰写迟迟不能开始，导师督促、谈心常发现他心不在焉，话少，也不参加同门师兄弟们的活动。能坚持上课，到实验室，但工作效率极低。老师和同学都发现他变得孤僻，不合群，很久没有看见他开心的样子。晚上睡眠差，比同学睡的早，但最晚的同学到寝室睡觉时还经常听到他翻来覆去，有时长吁短叹。曾带他去大学校医院看过，按照失眠治疗，给予一些安神药物，但也没有见效。最近一个月来，上述现象加重，连上课和实验也经常缺席，有时一天到晚躺在宿舍里，身体也明显消瘦。曾经对同学流露过写遗书的事情，但未透露细节。

既往史：无可记载的重大躯体疾病史。

个人史：足月顺产，生长发育正常。适龄入幼、入学，学习成绩一直较好。做事比较认真，性格偏内向，朋友少，但安分随缘，很少与别人有冲突。

婚育史：未婚。

家族史：否认家族遗传病史和精神病史。

查体：未见异常。

3. 标准化病人培训资料

（1）临床情境：参照病历摘要。

（2）剧本

医生："××，您好，我是 × 医生，看起来您有些困倦，能谈一谈吗？"

病人（很微弱地说）："能。"

医生："这次到医院来主要为什么事情？"

病人：（无语）

医生："我看你的同学们陪着你来，你自己想不想来？"

病人：（点头）

医生："希望来解决什么事情呢？"

病人：（无语）

（医生等候更长一些时间）

病人："我觉得活得很累。没有意思。"（停止说话）

医生："我能感受到您一定很痛苦，尽量具体说一说，这样我可以更好地理解您和帮助您，好吗？"

病人：（点头）

医生："您说觉得活得累？"

病人：（点头）

医生："是个什么样的体验，您能稍微给我描述一下吗？"

病人："事情太多了，我什么也做不了。拿个试管我都懒得动。"（说话迟缓）

医生：（继续等候）

病人："我什么都干不了，就是个废人。对不起父母。"（哽咽、含泪，说不下去）

医生:(关切地注视,递纸巾给他)

医生:“过去不这样吧?”

病人:“有半年多了。”

医生:“有什么事情发生导致您这样吗?”

病人:(摇头)

医生:“这半年来,心情是怎样的?”

病人:“没心情、没意思,活着没意思。不想活了。”

医生:“您说‘不想活了’?”

病人:“是的,太没意思了。每一天都痛苦难熬。”

医生:“你想过一些‘不想活’的方法吗?”

病人:“想过,跳楼、吃药。但又觉得这样做会伤害父母。有时觉得跳楼的劲儿都没有。”

医生:“听到这些真为您难过,但是,您能想到父母,他们还是让您活下去的一种支撑,对吧?”

病人:(点头)

医生:“您有采取过什么样的行动吗?还是只是想到这些?”

病人:“我攒过医生给我开的安眠药,但我还没有吃。我听说,吃了也死不了。”

医生:“您现在已经到医院了,我们会尽力帮助您,未来也许日子没有那么难过。”

病人:“谢谢您。”(病人勉强挤出一点笑容)

医生:“除了心情糟糕、没有精力,吃饭怎么样?”

病人:“没食欲,不想吃。”

医生:“睡觉好吗?”

病人(摇头):“晚上睡不着,早晨醒得早。在床上等死的感觉。"

医生:"在过去的日子里,有没有过一段时间,感觉心情特别好,特别爱做事,感觉特别有精力,以至于自己或周围的人都感觉自己变了一个人?"

病人:"没有。"

医生:"在过去的日子里,有没有过一些平常经历不到的体验,比如凭空听到有人跟自己说话,但找不到说话的人?"

病人:"没有。"

医生:"有没有感觉周围人对你不怀好意,跟踪你或要迫害你,或者感觉自己守不住秘密了这样的体验?"

病人:"没有。"

4. 评分表

SP 考站评分表

问诊内容评分项目(打钩)	是√/否O	问诊内容评分项目(打钩)	是√/否O
1. 自我介绍		8. 附加表现:饮食/睡眠	
2. 主诉		9. 附加表现:自杀探查	
3. 核心表现:抑郁		10. 烟酒以及精神活性物质使用史	
4. 临床表现		11. 既往躯体疾病史	
5. 起病情况		12. 个人史	
6. 起病诱因		13. 婚育史	
7. 起病以来病情发展变化		14. 家族史	

重点查体项目（打钩）	是√/否O	重点查体项目（打钩）	是√/否O
1. 抑郁心境的探查		6. 精神病性症状排查	
2. 核心症状探查（精力/兴趣）		7. 躁狂症状排查	
3. 社会功能影响探查		8. 自知力探查	
4. 附加症状探查：自杀探查与评估		9. 意识与定向	
5. 认知障碍鉴别探查		10. 其他精神症状排查	

问诊综合表现评分（见评分内涵表）	分值	查体综合表现评分	分值
1. 收集病史技巧		1. 系统规范	
2. 交流技巧		2. 重点明确	
3. 医患关系		3. 查体技巧	

诊断与鉴别诊断	分值	得分
主要诊断：重性抑郁性障碍，抑郁发作（重度）；睡眠障碍		
鉴别诊断：双相情感障碍（躁狂发作）		
鉴别诊断：精神病性障碍		

案例十三　消渴病(脾气亏虚型)

情景地点：中医内科门诊初诊

需要评估的能力：职业态度、基本理论、沟通技能、收集病史、体格检查、中西医临床思维

考试时间：14分钟

1. 任务简介

男性，55岁，上海人，公务员。消瘦、口干多饮就诊。

生命征：T 36.7℃，P 82次/min，R 18次/min，BP 130/84mmHg。

请你用14分钟的时间对病人进行病史采集、重点查体，并结合所提供的信息作出初步的主要诊断和鉴别诊断。

重点查体：相关检查以及中医舌诊、脉诊可以通过提示卡展示给考生。

2. 病历摘要

主诉：消瘦伴口干多饮2个月。

现病史：病人近2个月无明显诱因出现口干多饮，每日饮水量约5000ml，尿量稍增多，体重减轻约4kg。本次发病以来无明显多食，无烦躁、怕热、多汗，无心悸、胸闷，无视物模糊，无头晕、肢体麻木及活动障碍，无泡沫尿、水肿，无发热、盗汗，无腹痛、腹泻、呕吐。未曾诊治。刻下口干多饮，尿量稍增多，神疲乏力，食欲不佳，大便溏薄。

既往史：否认肝炎、结核等传染病史，有高脂血症史1年，总胆固醇6.3mmol/L，甘油三酯2.1mmol/L，高密度脂

蛋白 1.2mmol/L，低密度脂蛋白 4.2mmol/L，未曾治疗，否认高血压、心脏病等其他疾病史，否认外伤手术史，否认输血史。

过敏史：否认食物及药物过敏史。

个人史：出生并长期居住于上海，否认疫区疫水接触史，无烟酒等不良嗜好，平素喜食肉类、甜食。

婚育史：已婚，一子及配偶体健。

家族史：否认糖尿病家族史，否认遗传性疾病史，父母体健。

体格检查：T 36.7℃，P 82 次 /min，R 18 次 /min，BP 130/84mmHg。全身皮肤黏膜无黄染、皮疹及出血点，浅表淋巴结未触及肿大。甲状腺无肿大，眼征（－）。双肺呼吸音清，未闻及干湿啰音，心界不大，心率 82 次 /min，律齐，各瓣膜听诊区未闻及杂音。腹平软，无压痛，未触及包块，肝脾肋下未触及。双手无震颤，下肢不肿，四肢末梢痛觉过敏，足背动脉搏动正常。病理反射未引出。舌质淡，苔薄白而干，舌下脉络无迂曲，脉细弱。

3. 标准化病人培训资料

（1）临床情境

2 个月前遇见一个邻居，说最近怎么瘦了这么多？回家赶紧称体重，发现比以前减轻了约 4 公斤，有些担心身体是否有什么毛病。其他方面没有明显的不舒服，就是口干得厉害，每天都要喝很多水，而且喝了还不解渴的感觉，一天下来喝水量大约两热水瓶（4000~5000ml）。吃饭胃口和原来差不多，没有明显变化。我母亲是无锡人，所以我自小特别喜欢吃甜食，也喜欢吃肉。小便和原来比有点增多，因为水喝得多嘛。大便比较烂，不成形。最近一两年因为压力大，有时候心情烦躁，工作忙起来就觉得很疲乏、没精神，晚上睡眠总体上还可以。1 年前单位体检发现血脂高，想通过生活调适观察一段时间，所以未服药。听说中医调理效果比较好，还副作用小，所以想来看看。

（2）剧本

医生："您好，我是 ××× 医生。"

病人："××× 医生，您好！"

医生："请问这次看病是有什么不舒服吗？"

病人："我最近体重减轻很明显，也没有特别不舒服，就是口干。"

医生："时间有多久了？"

病人："2 个月了。"

医生："您觉得有什么原因引起吗？"

病人："没有什么特别原因。"

医生："体重减轻了多少？"

病人："差不多有 4 公斤！不会是得了什么重病吧？"（表情焦虑，注视医生，观察医生的表情）

医生："您先不着急，我们先详细了解一下您的病情。"（安抚病人，注意和病人的目光交流）

病人："嗯，好的。"（情绪略有舒缓）

医生："您看上去有些疲劳？"

病人："对啊，经常感觉疲劳，没精神。"

医生："刚才您说口干，喝水多，对吗？"

病人:“是的,每天两热水瓶呢。”

医生:“大约多大的热水瓶? 能具体说说喝水的量吗? ”

病人:“就普通的热水瓶,两瓶大约 4000~5000ml 吧。”

医生:“饭量也明显增加吗? ”

病人:“食欲一般。”

医生:“水喝多了,小便多吗? ”

病人:“嗯,和以前比较稍微增多。”

医生:“您觉得心里烦躁吗? ”

病人:“工作忙的时候会有点烦躁。”

医生:“平时怕热吗? ”

病人:“不怕热。”

医生:“容易出汗吗? ”

病人:“不太出汗。”

医生:“有没有觉得心慌? ”

病人:“没有。”

医生:“有没有发热、咳嗽、盗汗? ”

病人:“没有。”

医生:“有恶心、呕吐吗? ”

病人:“没有。”

医生:“有没有腹痛、拉肚子? ”

病人:“没有。不过平时大便不成形。”

医生:“有没有胸闷、胸痛? ”

病人:“没有。”

医生:“有没有头晕、视力减退? ”

病人:“没有。”

医生:“有没有觉得四肢麻木?”

病人:“没有。”

医生:“有没有活动障碍?”

病人:“没有。”

医生:“小便有泡沫吗?”

病人:“没有。”

医生:“腿上或脚上有肿胀的感觉吗?”

病人:“没感觉。”

医生:“觉得腰酸吗?”

病人:“没有。”

医生:“有耳鸣吗?”

病人:“没有。”

医生:“平时怕冷吗?”

病人:“不怕冷。”

医生:“睡眠情况怎样?”

病人:“还可以。”

医生:“之前有没有因为体重下降去医院就诊检查、用药治疗?”

病人:“没有,今天第一次来看。”

医生:“现在情况怎样?”

病人:“还是口干、疲劳,2个月来症状差不多。”

医生:“以前得过什么疾病吗?”

病人:“去年体检的时候说血脂高。”

医生:“血脂高用过药吗?”

病人:“没有。”

医生："以前得过肝炎或其他传染病吗？"

病人："没有。"

医生："以前有过高血压、心脏病吗？"

病人："没有。"

医生："有糖尿病吗？"

病人："没有。"

医生："有没有过手术或外伤？"

病人："没有。"

医生："输过血吗？"

病人："没有。"

医生："对什么东西过敏吗？比如食物或者药？"

病人："没有。"

医生："您是本地人吗？"

病人："是的。出生在这里，一直都生活在这里。"

医生："在外地长期待过吗？"

病人："没有。"

医生："吸烟、喝酒吗？"

病人："不吸烟，也不喝酒。"

医生："有其他嗜好吗？"

病人："我母亲是无锡人，从小特别喜欢吃肉类、甜食。"

医生："结婚了吗？孩子有几个？"

病人："结婚了，1个儿子，读高中了。"

医生："孩子和爱人身体好吗？"

病人："都好。"

医生："家族里有无患糖尿病，或其他遗传性疾病的？"

病人："没有。"

医生："父母身体情况怎样？"

病人："他们身体都还不错，我觉得比我的精神都好。我听说不明原因消瘦，都是由恶性疾病造成的。我需要做哪些检查？我很担心……"（再度表达焦虑不安的情绪，并观察医生的反应）

医生："您先别急，需要进一步检查，我先给您做个体格检查，好吗？"（再次安慰病人）

病人："好的，谢谢。另外，我听说中医调理效果好，副作用少，是这样吗？

医生：我们根据检查结果，再考虑如何进行中西医综合治疗，好吗？"

（体检提示卡：BMI 25.1kg/m^2，四肢末梢痛觉过敏。舌质淡，苔薄白而干，舌下脉络无迂曲，脉细弱。）

4. 评分表

SP考站评分表

问诊内容评分项目（打钩）	是√/否0	问诊内容评分项目（打钩）	是√/否0
1. 自我介绍		6. 其他症状（多尿）	
2. 主要症状（消瘦、口干多饮）		7. 其他症状（便溏）	
3. 主要症状时间		8. 其他症状（烦躁）	
4. 主要症状诱因		9. 其他症状（乏力）	
5. 主要症状变化情况		10. 其他症状（饮食欠佳）	

续表

问诊内容评分项目（打钩）	是√/否0	问诊内容评分项目（打钩）	是√/否0
11. 就诊情况		15. 饮食习惯（甜食、肉类）	
12. 一般情况（睡眠）		16. 吸烟史	
13. 疾病史（高脂血症）		17. 婚育史	
14. 过敏史		18. 家族史	

重点查体项目（打钩）	是√/否0	重点查体项目（打钩）	是√/否0
1. 舌诊		8. 肺部听诊	
2. 脉诊		9. 心脏听诊	
3. 身高、体重（BMI）		10. 腹部触诊	
4. 皮肤		11. 四肢末梢感觉	
5. 手颤		12. 下肢水肿	
6. 眼征		13. 足背动脉搏动	
7. 甲状腺触诊		14. 病理反射	

问诊综合表现评分（见评分内涵表）	得分	查体综合表现评分	得分
1. 收集病史技巧		1. 系统规范	
2. 交流技巧		2. 重点明确	
3. 医患关系		3. 查体技巧	

<table>
<tr><th colspan="2">诊断与鉴别诊断</th><th>分值</th><th>得分</th></tr>
<tr><td colspan="2">主要诊断：中医病名：消渴病 中医证型：脾气亏虚型
西医病名：2 型糖尿病可能</td><td></td><td></td></tr>
<tr><td rowspan="3">中医</td><td>类证鉴别：口渴症</td><td rowspan="3"></td><td></td></tr>
<tr><td>类证鉴别：瘿病</td><td></td></tr>
<tr><td>类证鉴别：干燥症</td><td></td></tr>
<tr><td>西医</td><td>鉴别诊断：甲状腺功能亢进症</td><td></td><td></td></tr>
</table>

案例十四　腰痛（针灸）

情景地点：针灸科门诊

需要评估的能力：职业态度、基本理论、沟通技能、收集病史、体格检查、中西医临床思维

考试时间：14 分钟

1. 任务简介

女性，54 岁，司机。腰痛 2 年，近 10 天加重伴右下肢疼痛就诊。

生命征：T 36.5℃，P 76 次 /min，R 18 次 /min，BP 120/70mmHg。

请你用 14 分钟的时间对病人进行病史采集、重点查体，并结合所给信息（如有阳性体征，可采用提示卡给予）作出初步的主要诊断和鉴别诊断。

重点查体：可通过提示卡展示给考生。

2. 病历摘要

主诉：腰痛2年，加重伴右下肢疼痛10天。

现病史：病人2年前无明显诱因出现腰痛，久坐时加重，休息平卧后缓解，未予系统诊治。自行口服止痛药物治疗，间歇性发作。10天前弯腰持重物后再次出现腰痛，伴有右下肢放射样疼痛，咳嗽时加重，在附近医院检查腰椎CT发现腰椎间盘突出，给予牵引、理疗等治疗无明显缓解。为明确诊断来我院。病程中胃纳尚可，大小便调，寐欠佳，体重无明显改变。

既往史：否认肝炎、结核病史；否认高血压、冠心病及糖尿病史；否认外伤史，2年前行右前臂脂肪瘤切除术；否认药物及食物过敏史；预防接种史不详。

个人史：生于上海，从事司机工作，无毒物及放射线接触史，无吸烟饮酒嗜好，生活规律。

月经婚育史：平素月经规律，52岁绝经。已婚，1子，爱人及孩子体健。

家族史：否认家族性遗传病史；否认家族性传染病病史。

体格检查：T 36.5℃，P 76次/min，R 18次/min，BP 120/70mmHg。发育正常，双肺呼吸音清，未闻及干湿啰音；心率76次/min，律整，无杂音。腹软，无压痛，肝、脾肋下未触及。专科查体：脉弦紧，舌淡，苔薄白。强迫体位，腰部活动明显受限，第4、5腰椎右侧压痛阳性、叩击痛阳性，放射痛阳性，可放射至右足跟部，右侧足背皮肤感觉减退，右下肢直腿抬高试验30°阳性，右侧足趾背伸肌力明显减退，巴宾斯基征阴性。

辅助检查：腰椎 CT 示腰椎 4、5 间盘水平软组织影突出入椎管内，压迫硬膜囊，偏向于右侧。

3. 标准化病人培训资料

（1）临床情境

我平时一直有腰痛的，时好时坏快两年了，十天前弯腰拿重东西后，腰就痛得直不起来了，而且这次右腿也会牵着痛，咳嗽、大便时更痛，要用手托着腰才会好点。最近开车时间久了腰痛腿痛就会加重，回家平躺休息后、洗澡时多冲冲热水都会好点儿。在附近医院检查腰椎 CT 发现腰椎间盘突出，当时医生给我做牵引、理疗什么的，也没有什么效果，而且做了理疗之后反而更加不舒服了，晚上睡觉也睡不好，腿又酸又疼，放都不知道往哪里放。治疗了几天也不见好，现在疼得晚上睡觉也受影响，睡不好精神也比较差，吃饭和大小便倒是还挺正常的，就是用力去大便的时候，腰痛会更重一些。自己越来越担心，会不会其他地方还有什么毛病没有检查出来？家人叫我到去大医院看看，再确诊一下。我这个到底是什么问题？怎么引起的？这样下去会不会瘫痪？是不是需要开刀？

（2）剧本

病人描述：模拟年龄 50 岁左右女性。

教育水平：大专。

病人的行为态度：表情痛苦，活动费力。

医生："您好！我是针灸科医生 ××"

病人："您好，× 医生。"

医生："请问您是做什么工作的？"

病人:“司机。”

医生:“好,这次是因为怎么不舒服来我们门诊啊?”

病人:“腰疼、腿疼。”

医生:“多长时间了?”

病人:“腰疼一共有 2 年了。”

医生:“2 年前有过腰疼吗?”

病人:“从没有过”。

医生:“疼痛有原因吗?”

病人:“坐久了或弯腰时间长了直起来、天气变化或阴雨风冷时加重、一天车子开下来症状都会有所加重。”

医生:“疼痛怎样能缓解?”

病人:“躺几天就好些了,或是天气好转,不出车在家休息时、洗澡热水冲着或者是热的东西敷着都能减轻。”

医生:“疼痛部位主要在哪儿?”

病人:“腰部中间,有时候髋部也疼。”

医生:“和大小便有关系吗?”

病人:“用力大便的时候腰痛会更重一些。”

医生:“大约多久发作一次?”

病人:“没有规律,累了就犯。”

医生:“那腿疼多久了?”

病人:“10 天了。”

医生:“之前有什么原因没有,比如着凉感冒了之类。”

病人:“10 天前是搬东西累到了,又出汗受了点风寒。”

医生:“哪条腿疼得厉害?”

病人:“右腿。”

医生:“左腿疼吗 ?”

病人:“不疼。”

医生:“腰疼和腿疼有关联吗? ”

病人:“有,觉得从腰部往腿上窜着疼。”

医生:“什么时候疼得重? ”

病人:“打喷嚏和咳嗽时,还有用力大便的时候。”

医生:“还有其他不舒服的吗? ”

病人:“有时候觉得脚背麻,抬脚脖子没劲儿,很重发凉的感觉。”

医生:“还有其他不舒服吗? ”

病人:“这两天不敢平躺,不知道腿往哪里放的感觉。”

医生:“现在自己能走路吗? ”

病人:“能,就是觉得腰总往一侧弯。”

医生:“平时怕冷还是怕热? ”

病人:“怕冷的,最好有热的东西敷着。”

医生:“平时出汗多吗? ”

病人:“不动不大出汗的,晚上睡觉有时会出点汗,不过不是每天这样。”

医生:“还有什么不舒服的吗? ”

病人:“没有了。”

医生:“你在哪里看过病吗? ”

病人:“之前在我家附近医院看过,做了 CT,说是椎间盘突出,做了几天牵引理疗,但是疼痛不减轻,我担心,今天就来这里了。”

医生:“吃过什么药没有啊? ”

病人:“吃了点止痛药,没见好。”

医生:“病的这段时间吃饭怎么样?”

病人:“吃饭还可以。”

医生:“睡觉怎么样?”

病人:“睡觉不太好,姿势不对就疼得厉害,睡得不好。”

医生:“大便怎样?”

病人:“大便有些干燥。”

医生:“小便怎样?”

病人:“小便有点频。”

医生:“体重有改变吗?”

病人:“没觉得有太大改变。”

医生:“我简单总结一下,你看有什么遗漏没有?你是2年前出现腰痛,久坐时加重,休息平卧后缓解,自行口服止痛药物治疗,间歇性发作。10天前搬重东西后再次出现腰痛,伴有右下肢放射样疼痛,咳嗽时加重,有时候觉得脚背麻,抬脚脖子没劲儿。在附近医院检查腰椎CT发现腰椎间盘突出,做了牵引理疗,效果不明显。是这样吗?”

病人:“对。”

医生:“好的,还需要了解一下您过去的健康状况。”

病人:“好的。”

医生:“以前身体怎么样?”

病人:“以前身体可好了,基本上没得过什么大病。”

医生:“得过肝炎吗?”

病人:“没有。”

医生:“得过结核吗？”

病人:“没有。”

医生:“有高血压吗？”

病人:“没有。”

医生:“有冠心病吗？”

病人:“没有。”

医生:“糖尿病呢？”

病人:“没有。”

医生:“受过什么外伤吗？”

病人:“没有。”

医生:“做过手术吗？”

病人(思考一下):“2年前做过右前臂脂肪瘤切除手术。”

医生:“有什么药物或食物过敏的吗？”

病人:“没发现。”

医生:“疫苗都是按计划接种的吗？”

病人:“接种过很多,应该差不多,记不清楚了。”

医生:“我还要了解一下您个人的情况,您出生在哪里?”

病人:“就是本市。”

医生:“到过有传染病流行的地方吗？”

病人:“没有。”

医生:“接触过什么化学试剂或其他有毒的东西吗？”

病人:“没有。”

医生:“平时抽烟、喝酒吗？”

病人:“不吸烟,也不喝酒。”

医生:“您结婚了吧？”

病人:“是的。”

医生:“是什么时候?”

病人:“28岁。”

医生:“有孩子吗?”

病人:“有一个男孩。”

医生:“孩子多大了?”

病人:“24岁了。”

医生:“爱人和孩子身体都怎么样?”

病人:“都挺好的。”

医生:“好,我下边问一下您家里其他人的健康状况。”

病人:“好的。”

医生:“您的父母健在吗?”

病人:“都在,身体都挺好的。”

医生:“兄弟姐妹呢?”

病人:“有个妹妹,50岁了,身体也挺好的。”

医生:“我要问的内容就这些,看您还有什么问题需要了解?”

病人:“有的医生说像我这种情况得做手术,您看我需要吗?”

医生:“就我目前了解的情况,还是首先考虑保守治疗。”

病人:“那保守治疗有些什么治疗方法,得治疗多长时间?症状不缓解的话会不会有什么后遗症?会不会瘫痪啊?”

医生:“保守治疗的方法有针灸、推拿、理疗、中药。一般保守治疗一个疗程为十次,隔日治疗。保守治疗几乎没有什么副作用，您的情况即便在保守治疗期间症状缓解不明显的话，也不太会遗留后遗症。我刚刚看过了您的片子，情况不是非常严重，目前还没有到瘫痪这么严重的地步。您还有什么问题吗？"

病人："没有了，谢谢您，踏实多了。"（轻松地）

医生："那好，您现在要尽量卧床，等所有检查结果出来后，我还会和您再讨论一下，包括下一步的治疗方案，好吗？"

病人："好的，非常感谢。"

医生："下边我先给您做一下体检。"

病人："好的。"

（体检提示卡：腰部活动受限，第4、5腰椎右侧压痛阳性，叩击痛阳性，放射痛阳性，右足背感觉减退，右下肢直腿抬高试验阳性，右足趾背伸肌力明显减退。舌质淡，苔薄白，脉弦紧。）

4. 评分表

SP考站评分表

问诊内容评分项目（打钩）	是√/否0	问诊内容评分项目（打钩）	是√/否0
1. 自我介绍		5. 主要症状变化情况	
2. 主要症状（腰痛、右下肢痛）		6. 腰痛描述	
3. 主要症状时间		7. 腿痛的描述	
4. 主要症状诱因		8. 其他症状（脚背麻，抬脚脖子没劲儿）	

续表

问诊内容评分项目（打钩）	是√/否0	问诊内容评分项目（打钩）	是√/否0
9. 其他症状（大便干燥、小便频）		15. 饮食习惯	
10. 其他症状（怕冷、喜暖）		16. 药物过敏史	
11. 就诊情况		17. 手术史	
12. 诊治经过（CT、理疗）		18. 月经史	
13. 大小便性状		19. 家族史	
14. 一般情况（睡眠、胃口）			

重点查体项目（打钩）	是√/否0	重点查体项目（打钩）	是√/否0
1. 舌诊		7. 下肢直腿抬高试验和加强试验	
2. 脉诊		8. 检查下肢皮肤感觉	
3. 检查腰椎生理曲度、侧弯		9. 检查踝关节及足趾肌力	
4. 检查腰部活动范围		10. 检查膝腱反射	
5. 检查腰部压痛及叩击痛		11. 检查下肢病理反射	
6. 检查是否有放射痛			

问诊综合表现评分（见评分内涵表）	分值	查体综合表现评分	分值
1. 收集病史技巧		1. 系统规范	
2. 交流技巧		2. 重点明确	
3. 医患关系		3. 查体技巧	

诊断与鉴别诊断	分值	得分
主要诊断：中医病名：腰痛　中医证型：寒凝阻滞型 西医病名：腰椎间盘突出症		
中医类证鉴别：痹证 西医鉴别诊断：梨状肌综合征		
中医类证鉴别：腰痛 西医鉴别诊断：腰肌劳损		
中医类证鉴别：癥瘕 西医鉴别诊断：腰椎占位、结核		

28检